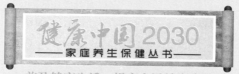

健康中国 **2030**
——家庭养生保健丛书——

普及健康生活，提高全民健康素养

图解 百病从腿养

钱丽旗◎主编

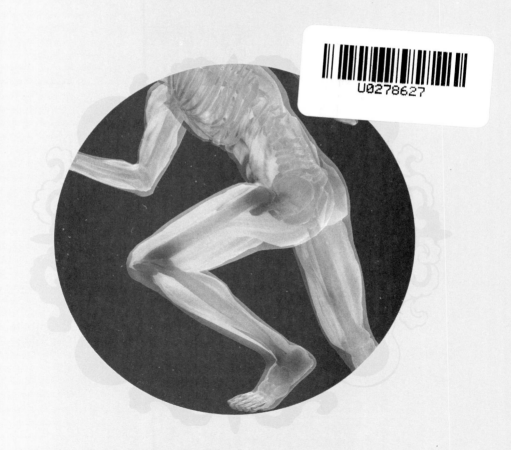

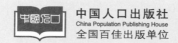

中国人口出版社
China Population Publishing House
全国百佳出版单位

图书在版编目（CIP）数据

图解百病从腿养 / 钱丽旗主编. -- 北京：中国人口出版社, 2018.4

（健康中国2030家庭养生保健丛书）

ISBN 978-7-5101-4770-8

Ⅰ.①图… Ⅱ.①钱… Ⅲ.①腿部—养生(中医)—图解 Ⅳ.①R212-64

中国版本图书馆CIP数据核字(2017)第005308号

图解百病从腿养

钱丽旗　主编

出版发行	中国人口出版社
印　　刷	天津泰宇印务有限公司
开　　本	787mm×1092mm　1/16
印　　张	16
字　　数	240千字
版　　次	2018年4月第1版
印　　次	2018年4月第1次印刷
书　　号	ISBN 978-7-5101-4770-8
定　　价	48.00元

社　　长	邱立
网　　址	www. rkcbs. net
电子信箱	rkcbs@126.com
总编室电话	(010)83519392
发行部电话	(010)83530809
传　　真	(010)83518190
地　　址	北京市西城区广安门南街80号中加大厦
邮政编码	100054

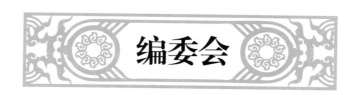

编委会

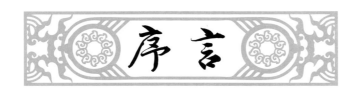

序言

　　健康，是每个国民的立身之本，也是一个国家的立国之基。健康，是民族昌盛和国家富强的重要标志，也是广大人民群众的共同追求。"没有全民健康，就没有全面小康。我们把健康列为小康的组成部分，更能体现出我们社会的文明进步。""把人民健康放在优先发展战略地位。"当前，我国进入全面建成小康社会决胜阶段，随着经济社会的不断发展，科学技术的不断进步，人们的生活水平不断提高的同时，种种不良的生活方式也使人们越来越多地遭受到疾病的困扰。因此"要倡导健康文明的生活方式，树立大卫生、大健康的理念，把以治病为中心转变为以人民健康为中心，建立健全健康教育体系，提升全民健康素养，推动全民健身和全民健康深度融合。"我们编撰《健康中国2030家庭保健养生丛书》就是基于大健康，大卫生的理念，依据中医养生的核心——"以人为本，以和为贵"，调理身体气机的中心思想，将养生保健的科学生活习惯融入到日常的生活中。

　　中国的养生文化，已经流传了几千年，备受人们热捧。三千多年前我们祖先就已经广泛运用艾灸疗法来养生、防病治病。近年来，人们开始关注养生文化，养生保健种类日益丰富，可以说，"养生"理念已逐渐融入人们的日常生活中。

　　基于养生保健思想的日益普及，我们编写了这套养生系列丛书，其中包含20本分册，分为五个类型，分别为防治病、养生经、自疗、三分钟疗法类，传统疗法类。其中，防治病包括《图解—刮痧防治病》，《图解—艾灸防治病》，《图解—拔罐防治病》，《图解—推拿防治病》；养生经包括《图解—黄帝内经体质养生》，《图解—本草纲目对症养生》；自疗类包括《图解—颈椎病自疗》，《图解—腰椎病自疗》，《图解—常见病自查自疗》；三分钟疗法类包括《图解—三分钟足疗》，《图解—三分钟手疗》，《图解—三分钟面诊》；传统疗法类包括《图解—人体经络》，《图解—百病从腿养》，《图解—小疗法大健康》，《图解—儿童经络按摩刮痧全集》，《图解—对症按摩》，《图解—小穴位》，《图解—手足对症按摩》，《图解—特效指压疗法》。

这套丛书从各个方面为大家介绍了日常养生的相关内容，语言浅显易懂，将复杂的医学知识用平实通俗的语言表达出来，方便读者理解。同时本书采用图解形式，配了大量插图，帮助认识各个疾病以及穴位的特点、疗法功效。读完本套丛书，你便能掌握一些基本养生知识和常用对症治病的疗法，并灵活加以应用。

本套丛书的编写团队由多家三甲医院的权威中医专家组成，包括解放军总医院第一附属医院钱丽旗主任，中国中医科学院广安门医院倪青教授，解放军总医院窦永起教授，空军总医院马建伟教授，海军总医院李秀玉教授，北京崔月犁传统医学研究中心冯建春教授，武警总医院许建阳教授，中国中西医结合杂志社王卫霞副编审，国家食品药品监督管理局马秀璟教授，中日友好医院夏仲元教授等多位军内外知名学者，汇集了军队、地方最优质的医疗学术资源，着力打造健康类图书精品，是在军队改革新形势下军民融合、资源共享、造福人民的新创举，期冀这一系列丛书为百姓带来真正的健康福音，为健康中国建设添砖加瓦。

当然，书中难免有所纰漏，也望广大读者批评指正。

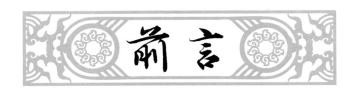

前言

随着现代社会经济的发展，人们生活水平的逐步提高，现代人在物质生活有所保障的前提下，也更注重于对自身的保健和养生。俗话说，人老腿先衰，腿在我们的健康生活中向来起着举足轻重的作用，因此腿部的保健一直都是养生人士和医者所重视的内容。

在美国《预防》杂志总结的长寿迹象中，"腿部肌肉有力"赫然在列。生活中也不难发现，长寿老人几乎都步履稳健、行走如风。人体50%的血管和骨骼都存在于腿部组织中，70%的活动和能量都要由腿部完成。只有双腿健康，经络传导才畅通，气血才能顺利送往各个器官，特别是心脏和消化系统。可以说，腿部的保健与我们的心脏也有着息息相关的作用。

腿部的肌肉结构、穴位、组织等精细而复杂，所涉及的疾病范围也较为广泛，为此，《图解—百病从腿养》一书也旨在为大家普及腿部保健养生的相关内容。

本书分四个章节。

第一章节，介绍了腿脚的基本常识，包括人体的下肢结构，人体腿部穴位示意图，以及腿部穴位的取穴方法。这一章讲解细致完整，穴位配图全面，取穴方法简便易行，并配有穴位的功效主治。

第二章节，介绍了腿部重要的穴位常识，包括腿部28个重要穴位的取穴方法，大体位置，中医学解释和穴位作用等。本章内容化繁为简地为大家详细介绍了腿部的各个主要穴位，便于大家的日常学习实践。

第三章节，介绍了腿疗在部分疾病上的应用。如高血压，肥胖，膝关节痛，感冒，失眠等常见疾病的治疗措施，包括具体的适应症，药物治疗方案和有关穴位图解等。本章内容丰富，易于实践。

第四章节，介绍了运动疗法治疗腿部相关疾病的内容，其中包括自我防治的相关生活疗法，诸如一些易于实施的生活窍门，以供大家参考学习。

最后附录部分，介绍了日常生活中的几个误区的正确做法；以及伸展腿部的运动和骨质疏松症患者的食疗方。

希望大家通过此书，重视并加强腿部的养生和腿部疾病的防治，学以致用，运用并加以实践，百病从腿养，健康的生活，从每天做起。

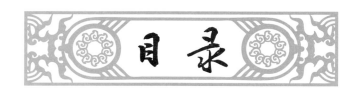

第一章

腿脚基本常识

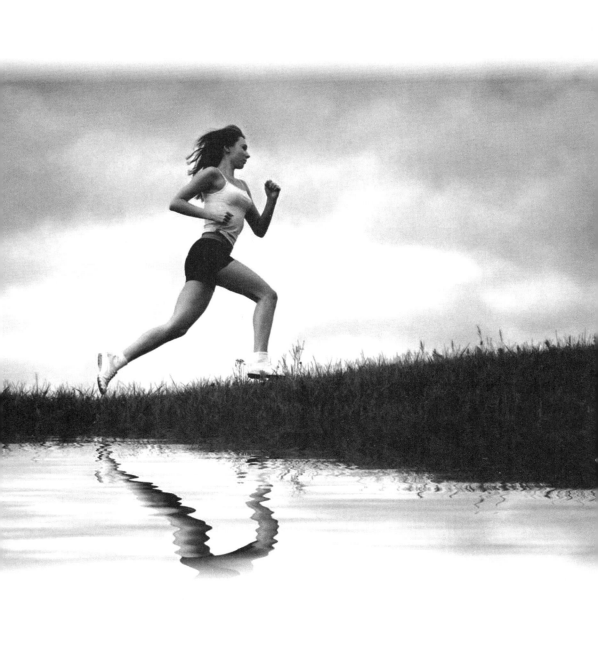

第一节
人体下肢结构

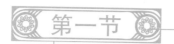

> 人体下肢包括大腿、小腿、膝关节、踝关节、足等，认识人体下肢的结构，有助于更好的保护它，为我们的生活服务。

腿部的组织结构

腿是人体的重要运动器官，除了骨骼还有丰富的肌肉、血管、筋膜、韧带和神经，大腿和小腿通过膝关节得以连接。

构成膝盖的四个骨骼

在下肢的结构中，具有屈曲功能的膝盖是最重要的组成部分。膝盖的关节，是由股骨、胫骨、腓骨、髌骨四个骨骼构成的。在关节的周围，由所谓关节囊的袋子所包裹，里面充满关节液。膝关节内的软骨就像海绵，利用回复原状的弹性吸收营养素。

下肢的肌肉

下肢活动，离不开下肢肌肉的支撑。大腿和小腿肌肉可以辅助膝盖弯曲或伸直，还能协助身体维持一定姿势。但肌肉力量会随着年龄增加而渐渐衰退，如果不注意保养，这些支撑着身体的重要肌力就会逐渐减弱，并造成膝关节必须独自承担全身的重量，久而久之，膝盖就会产生酸痛的感觉。

踝关节的结构

踝关节是人体下肢的另外一个重要关节，由胫、腓骨下端和距骨滑车组成。胫骨下端向内和向下突出的部分称为内踝和后踝，腓骨下端的突出部分称为外踝，它们共同构成踝穴。

踝关节是参与人体负重的主要关节之一，其活动多，韧带多，关节面也多，很容易发生关节扭伤、韧带损伤，骨折或关节软骨损伤等，必须注意保护。

足的结构

人体足部由骨骼、关节、肌肉和结缔组织组成，有内侧纵足弓、外侧纵足弓、横足弓三个足弓，这三个弓共同支撑并维持着身体的平衡。一般而言，我们所说的扁平足就是指内侧足弓消失。

下肢的肌肉和足弓

认识和治疗腿部疾病，先从认识下肢的结构开始。下图所示为下肢的肌肉构成和足弓，以及足的支撑点。

下肢的主要肌肉

人体下肢的活动，离不开肌肉的参与，主要有股四头肌、腘旁肌群、腓肌。

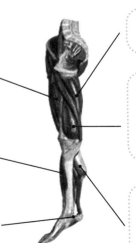

股四头肌
位于大腿前面，伸直膝盖和伸直下肢的时候会使用到。

阔筋膜张肌
位于大腿外侧。

股二头肌
位于大腿后面，膝盖向内和向外扭转，以及膝盖弯曲时会使用到。

比目鱼肌
因其形似比目鱼而得名。

跟腱
人体最大的肌腱，附于跟骨。

腓肠肌
位于小腿后面，用脚尖站起，或是用力伸直脚的时候会使用到。

足的三个弓

足弓由内侧纵足弓、外侧纵足弓、横足弓三个弓组成，它们各自对人体起着不同的作用。

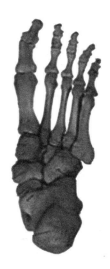

①横足弓

横贯整个脚掌。

②内侧纵足弓

从脚的内侧，一直向前延伸到前四个脚趾，承受着身体的大部分重量。

③外侧纵足弓

承受着身体的小部分重量，同时起平衡身体的作用。

足的三个支撑点

人体足部主要有三个支撑点，它们各自承受着人体不等的重量。

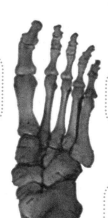

第一趾骨头

承受人体的重量仅次于脚踵。

第五趾骨头

承受最少的重量。

足跟

承受人体大部分重量。

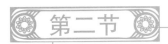

人体腿部穴位示意图

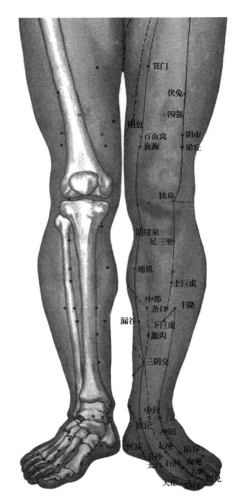

腿部穴位正面示意图

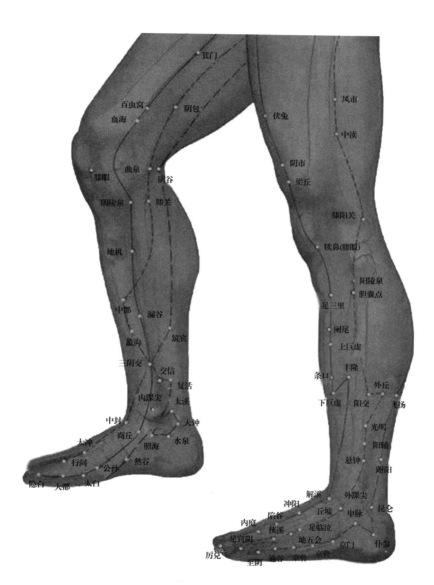

腿部穴位侧面示意图

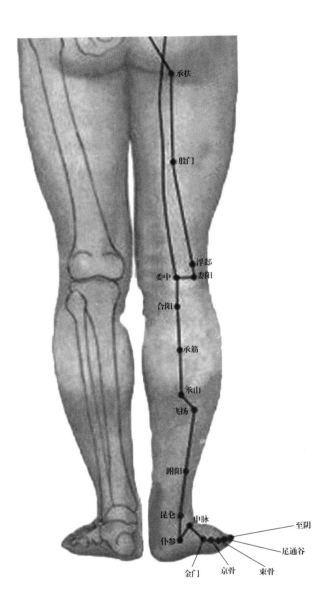

承扶
殷门
浮郄
委中　委阳
合阳
承筋
承山
飞扬
跗阳
昆仑　申脉
仆参
金门　京骨　束骨
至阴
足通谷

腿部穴位后面示意图

第三节
腿部穴位取穴方法

犊鼻

犊鼻　屈膝，在膝部，髌骨与髌韧带外侧凹陷中。

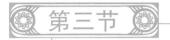

足三里

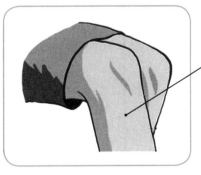

足三里　在小腿前外侧，当犊鼻下3寸，距胫骨前缘一横指（中指）。

上巨虚

上巨虚　在小腿前外侧，当犊鼻下6寸，距胫骨前缘一横指（中指）。

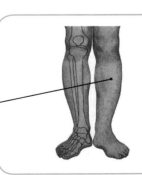

下巨虚

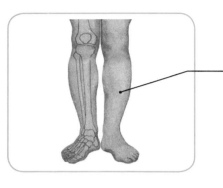

下巨虚 在小腿前外侧，当犊鼻下9寸，距胫骨前缘一横指（中指）。

承山

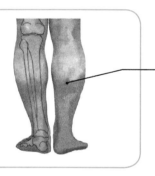

承山 在小腿后面正中，委中与昆仑之间，当伸直小腿或足跟上提时腓肠肌肌腹下出现三角形凹陷处。

委中

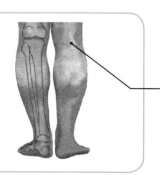

委中 位于腘窝横纹正中。

昆仑

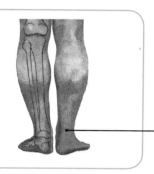

昆仑　在足部外踝后方，当外踝尖与跟腱之间的凹陷处。

照海

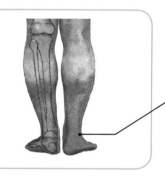

照海　在足内侧，内踝尖下方凹陷处。

曲泉

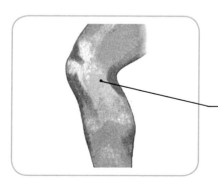

曲泉　在膝内侧，屈膝，当膝关节内侧面横纹内侧端，股骨内侧髁的后缘，半腱肌、半膜肌止端的前缘凹陷处。

行间

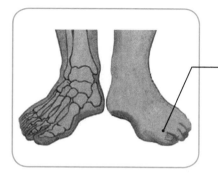

行间　在足背侧，当第一、二趾间，趾蹼缘的后方赤白肉际处。

三阴交

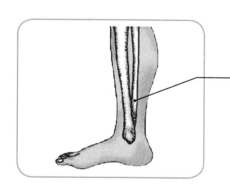

三阴交　在小腿内侧，当足内踝尖上3寸，胫骨内侧缘后方。

内庭

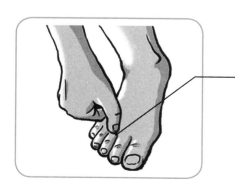

内庭　在足背，当第二、三趾间，趾蹼缘后方赤白肉际处。

地机

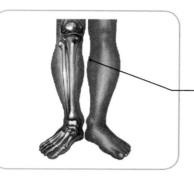

地机　在小腿内侧，当内踝尖与阴陵泉穴的连线上，阴陵泉穴下3寸。

阴陵泉

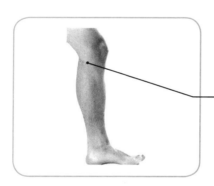

阴陵泉　在小腿内侧，当胫骨内侧髁后下方凹陷处。

太冲

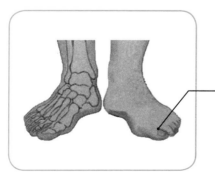

太冲　位于人体足背侧，当第一跖骨间隙的后方凹陷处。

太溪

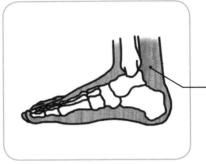

太溪　在足内侧，内踝后方，当内踝尖与跟腱之间的凹陷处。

水泉

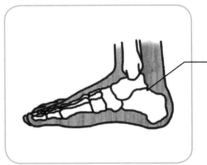

水泉　在足内侧，内踝后下方，当太溪直下1寸（指寸），跟骨结节的内侧凹陷处。

申脉

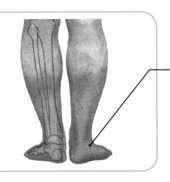

申脉　在足外侧部，外踝直下方凹陷中。

金门

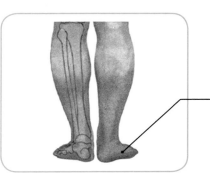

金门　在足外侧，当外踝前缘直下，骰骨下缘处。

丰隆

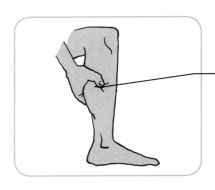

丰隆　在小腿前外侧，当外踝尖上8寸，条口外，距胫骨前缘二横指（中指）。

条口

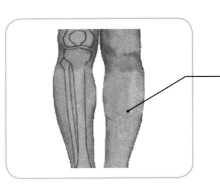

条口　在小腿前外侧，当犊鼻下8寸，距胫骨前缘一横指（中指）。

血海

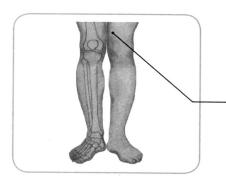

血海　屈膝，在大腿内侧，髌底内侧端上2寸，当股四头肌内侧头的隆起处。

太白

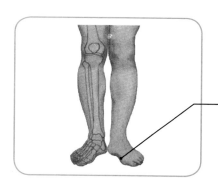

太白　在足内侧缘，当足大趾本节（第一跖趾关节）后下方赤白肉际凹陷处。

冲阳

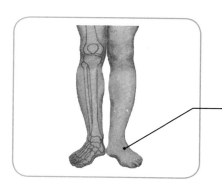

冲阳　在足背最高处，当拇长伸肌腱与趾长伸肌腱之间，足背动脉搏动处。

阳陵泉

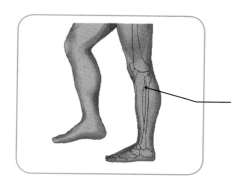

阳陵泉　在小腿外侧，当腓骨头前下方凹陷处。

公孙

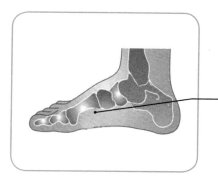

公孙　在足内侧缘，当第一跖骨基底的前下方。

复溜

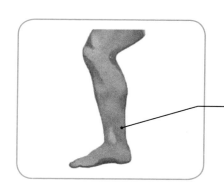

复溜　在小腿内侧，太溪直上2寸，跟腱的前方。

隐白

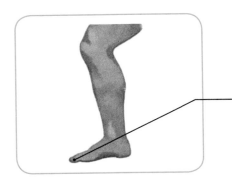

隐白　在足大趾末节内侧，距趾甲角0.1寸（指寸）。

侠溪

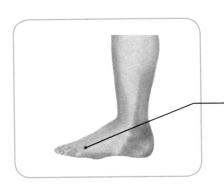

侠溪　在足背外侧，当第四、五趾间，趾蹼缘后方赤白肉际处。

然谷

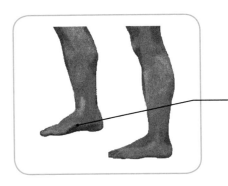

然谷　在足内侧缘，足舟粗隆下方，赤白肉际。

阴市

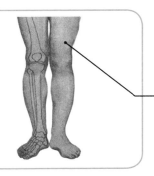

阴市　在大腿前面，当髂前上棘与髌底外侧端的连线上，髌底上3寸。

膝眼

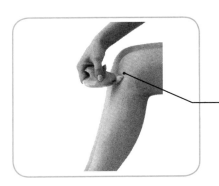

膝眼　屈膝，在髌韧带两侧凹陷处，在内侧的称内膝眼，在外侧的称外膝眼。

阴谷

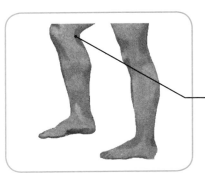

阴谷　正坐屈膝，当腘窝内侧，和委中相平，在半腱肌腱和半膜肌腱之间处取穴。

大都

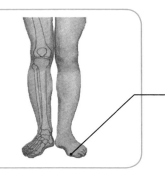

大都　在足内侧缘，当足大趾本节（第一跖趾关节）前下方赤白肉际凹陷处。

膝关

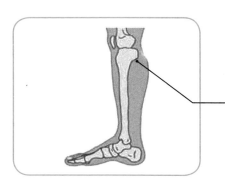

膝关　在小腿内侧，当胫骨内上髁的后下方，阴陵泉后1寸，腓肠肌内侧头的上部。

束骨

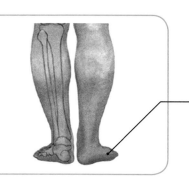

束骨　在足外侧，足小趾本节（第五跖趾关节）的后方，赤白肉际处。

梁丘

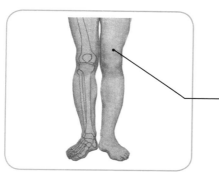

梁丘　屈膝，在大腿前面，当髂前上棘与髌底外侧端的连线上，髌底上2寸。

丘墟

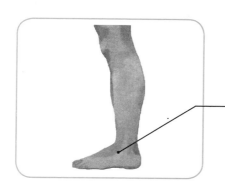

丘墟　在足外踝的前下方，当趾长伸肌腱的外侧凹陷处。

承筋

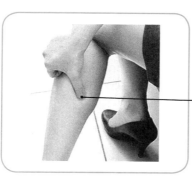

承筋　在小腿后面，当委中与承山的连线上，腓肠肌肌腹中央，委中下5寸。

飞扬

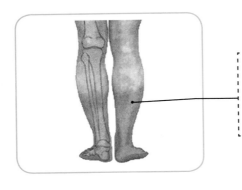

飞扬　在小腿后面，当外踝后，昆仑穴直上7寸，承山外下方1寸处。

足临泣

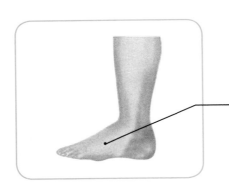

足临泣　在足背外侧，当第四、五趾间，趾蹼缘后方赤白肉际处。

足窍阴

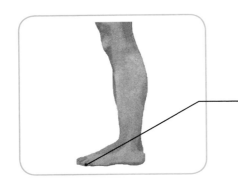

足窍阴　在足第四趾末节外侧，距趾甲角0.1寸（指寸）。

第二章

腿部重要穴位常识

足三里穴

足三里是中医术语，是"足阳明胃经"的主要穴位之一，是一个强壮身心的大穴，传统中医认为，按摩足三里有调节机体免疫力、增强抗病能力、调理脾胃、补中益气、通经活络等作用。

足三里穴位的作用

缓解治疗胃肠虚弱、胃肠功能低下、食欲不振、癥气、肠雷鸣、腹泻、便秘、肝脏疾患、胃痉挛、急慢性胃炎、急慢性肠炎、胃下垂、尿路感染、下肢不遂、高血压、肥胖、口臭等。

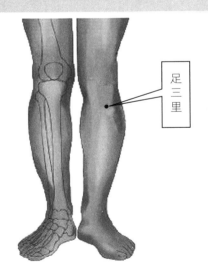

足三里

足三里的功效作用

生发胃气、燥化脾湿、健脾和胃、扶正培元、通经活络、升降气机。

胃脘痛

主穴：中脘 内关 足三里

配穴：配中脘、内关，有和胃降逆，宽中理气的作用，主治胃脘痛。

方义：中脘为胃之募穴，腑之所会，可以健运中州,调理气机；内关宽胸解郁，行气止痛；足三里为足阳明胃经合穴，"合治内腑"，可疏调胃气，导滞止痛。

保健原理

本穴属于足阳明胃经。治疗范围很广，包括循环系统、消化系统、呼吸系统等方面的疾病，为长寿第一保健要穴。

按摩足三里的好处

1.按摩足三里这个穴位会有很多的功效。它是治疗消化器官疾病、牙痛、头痛、呼吸器官疾病、神经痛、鼻部疾病、心脏病、食欲不振、便痢、腹部胀满、胃下垂、呕吐等一切胃肠、腹部不适之主穴。除此之外，它还对腰酸背痛、更年期综合征等有很好的改善作用。

2.通常情况下，人们按摩足三里主要是促进血液通畅，放松身心以及提神醒脑、消除疲劳。

● 温馨提示

通常人们是通过指压足三里穴位，并且在压的时候可以一边缓缓吐气一边强压6秒钟，如此重复数次。当然，要想通过按摩足三里穴位而起到以上功效，需要长期的坚持才会取得效果。

殷门穴

殷门穴在人的大腿后面，当承扶与委中的连线上，承扶下6寸。按摩殷门穴有治疗腰脊疼痛、坐骨神经痛、腰部扭挫伤、下肢麻痹等病症。殷门穴位的位置具体在人体哪里呢，怎么找？

殷门穴名解

殷，盛大、众多、富足也。门，出入的门户也。殷门名意指膀胱经的地部水湿在此大量气化。本穴物质为承扶穴脾土中外渗而至的地部水湿，至本穴后，水湿分散于穴周各部并大量气化，气血物质如充盛之状，故名殷门。

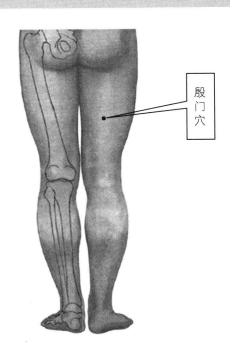

殷门穴

● 殷门穴的特性

穴　　义：膀胱经的地部水湿在此大量气化。

气血特征：气血物质为充盛的天部之气。

运行规律：循膀胱经上行。

功能作用：燥湿生气。

治　　法：寒则补之多灸，热则泻针出气或水针。

按摩殷门穴的手法

用两手拇食指岔开，同时捏拿两殷门穴各50下；或者用两手掌分按两腿殷门穴，同时上下摩擦50下。

针刺殷门穴的方法

殷门穴直刺1.5～2.5寸。局部酸胀，有闪电样感向下肢放散。

艾灸殷门穴的方法

殷门穴艾条温灸10～15分钟，殷门穴艾炷灸或温针灸5～7壮。

殷门穴解剖

在半腱肌与股二头肌之间，深层为大收肌；外侧为股深动、静脉第三穿支；布有股后皮神经，深层正当坐骨神经。

腰痛，下肢痿痹。

殷门穴位配伍

▶ 1. 配大肠俞穴治疗腰痛；

▶ 2. 配肾俞穴、委中穴治疗腰脊疼痛；

▶ 3. 配风市穴、足三里穴治疗下肢痿痹。

中渎穴

中渎穴属于足少阳胆经，中渎穴位于人体大腿外侧，腘横纹上5寸，当股外侧肌与股二头肌之间。按摩中渎穴具有缓解治疗胆结石、胆囊炎、胆绞痛、半身不遂、坐骨神经痛等作用。

中渎穴名解

中，与外相对，指穴之内部。渎，水流冲涮而成的小沟渠。该穴名意指胆经经气化雨冷降后在此形成地部的小沟渠。本穴物质为风市穴传来的水湿云气，至本穴后化雨冷降为地部经水，经水循胆经向下流躺时形成小沟渠之状，故名。

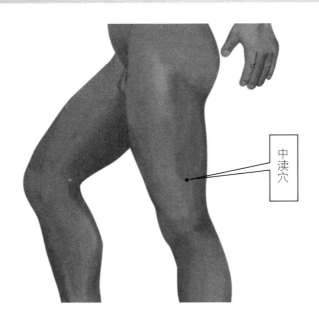

中渎穴

● 中渎穴的功能特性

穴　　义：胆经经气化雨冷降后在此形成地部的小沟渠。

气血特征：气血物质为地部经水。

运行规律：循胆经下走膝阳关穴。

功能作用：疏导水湿。

治　　法：寒则通之或点刺出血或灸，热则泻针出气或水针。

中渎穴位配伍

中渎穴配阴市穴，具有通经祛寒止痛的作用，缓解治疗下肢外侧凉麻、疼痛；中渎穴配阳陵泉穴、环跳穴、足三里穴，具有通经活络的作用，缓解治疗下肢痿痹。

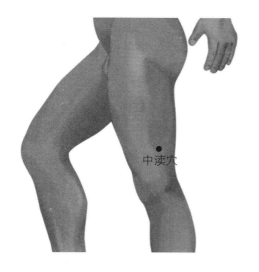

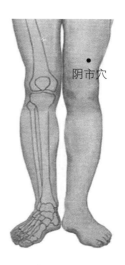

阴市穴

中渎穴

针刺中渎穴的方法

中渎穴直刺1~1.5寸。

艾灸中渎穴的方法

中渎穴艾条灸10~15分钟，中渎穴艾炷灸5~7壮。

中渎穴的取穴方法

中渎穴位于人体的大腿外侧，当风市穴下2寸，或腘横纹上5寸，股外侧肌与股二头肌之间。

生理解剖

在阔筋膜下，股外侧肌中；有旋股外侧动、静脉肌支；布有股外侧皮神经，股神经肌支。

主治疾病

下肢痿痹、麻木，半身不遂。

中渎穴的配穴举例

配环跳、阳陵泉、足三里，主治下肢痿痹；配阴市，主治下肢冷痛、麻木。

现代研究

临床用于坐骨神经痛，膝关节炎，腓肠肌痉挛的治疗。有报道针刺本穴可有效缓解胆绞痛。

中渎穴的临床应用

坐骨神经痛

主穴：环跳　委中　阳陵泉　绝骨　昆仑

配穴：腰椎旁有压痛者，配同骨节段的华佗夹脊穴；腰骶部痛者，配大肠俞、次髎。

●温馨提示

胆囊有问题的人，按这个中渎穴肯定很疼，每天坚持敲打，就可缓解胆结石、胆囊炎、胆绞痛的症状。

中都穴

中都穴在小腿内侧，当足内踝尖上7寸，胫骨内侧面的中央。布有隐神经的分支及大隐静脉。按摩中都穴具有治疗月经不调，崩漏，带下，疝气，少腹痛，遗精，泄痢等作用。

中都穴名解

中都。中，与外相对，指穴之内部。都，都市之意。该穴名意指肝经的水气在此云集天之下部。本穴物质为蠡沟穴传来的水湿之气，至本穴后水湿之气聚集而成一个水湿气场，所处为天之下部，本穴如同肝经气血的集散之地，故名。

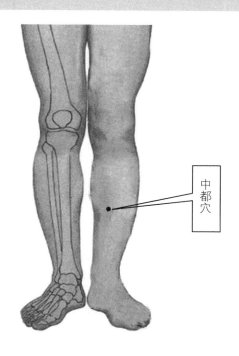

中都穴

● **中都穴的功能特性**

附　　注：	中都穴为肝经郄穴。
穴　　义：	肝经水气在此云集天之下部。
气血特征：	气血物质为天之下部的阴湿水气。
运行规律：	大部分冷降归地，小部分吸热后循肝经上传膝关穴。
功能作用：	降浊升清。
治　　法：	寒则先泻后补或点刺出血或灸之，热则泻针出气。

中都穴的取穴方法

中都穴位于人体的小腿内侧，当足内踝尖上7寸，胫骨内侧面的中央。

生理解剖

在胫骨内侧面中央；其内后侧有大隐静脉；布有隐神经的中支。

中都穴的刺灸法

平刺0.5~0.8寸；可灸。

沿皮刺0.3~0.5寸。艾炷灸3~5壮；或艾条灸5~10分钟。

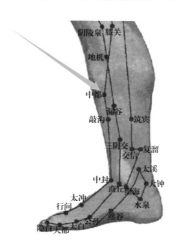

胁痛，腹胀泄泻，小腹痛，疝气崩漏，恶露不尽。

中都穴的人体穴位配伍

▶ 1.配血海穴、三阴交穴治月经过多和崩漏、产后恶露不绝；

▶ 2.配合谷穴、次髎穴、三阴交穴治痛经；配脾俞穴、阴陵泉穴治白带症；

▶ 3.配足三里穴、梁丘穴治肝木乘土之腹胀、泄泻；

▶ 4.配太冲穴治疝气；

▶ 5.配三阴交穴、阴陵泉穴、膝阳关穴、膝关穴、伏兔穴、箕门穴治下肢痿痹瘫痛。

中都穴的配穴举例

配三阴交、阴陵泉，主治胫寒痹痛；配归来、太冲，主治疝气；配隐白、大敦，艾炷灸各穴，主治崩漏。

常用于治疗急性肝炎，崩漏，下肢麻痹疼痛，膝关节炎，喉头炎等，为针麻常用穴之一。

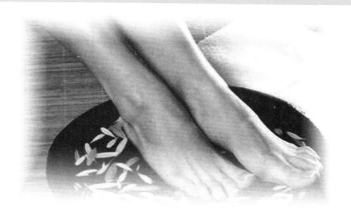

中都穴的临床应用

 腹痛

主穴：中脘　天枢　足三里　三阴交　太冲

配穴：寒邪内积者，配神阙、公孙；湿热壅滞者，配阴陵泉、内庭；饮食停滞者，配下脘、梁门；肝郁气滞者，配太冲、期门；脾阳不振者，配脾俞、章门；急性腹痛者，配梁丘。

方义：中脘为腑会、胃之募，天枢为大肠腑之募，两穴均位于腹部，足三里为胃之下合穴，"肚腹三里留"，三穴远近配伍，既可调理胃肠腑气，又可运转腹部气机；三阴交调理三阴经之气血；太冲疏肝调畅气机。

中都穴的其他

传统位置

中都穴位于内踝上7寸，胫骨内侧面的中点或胫骨后缘处。

经络感传

刺激内踝上7寸，胫骨内侧面中点处，经络感传较弱，通足厥阴肝经；刺激胫骨后缘处，经络感传较强，尤其是不但可以通达同侧肝脏还可以通达对侧肝脏。此点还可以通达脾经，不过下移一点只通肝经，上移一点肝经的感传减弱，脾经的感传增强。

纵横向指压刺激

在内踝上7寸，胫骨内侧面中央远端和近端3cm范围内，每隔3mm处给与一个指压刺激，结果只有在内踝上7寸处有敏感；在内踝上7寸，胫骨内侧面后缘远端和近端3cm范围内，每隔3mm处给与一个指压刺激，结果在内踝上7寸处5mm范围内有敏感。

穴名小议

中都穴的中字指体内运行；都指先君之旧宗庙，在此指对侧的肝脏。中都指刺激该穴后的经络感传不但可以到达同侧肝经和肝脏，还可到达对侧的肝脏。

定穴理由

（1）在经络线上；

（2）局部指压敏感；

（3）感传到达对侧肝脏。

穴位意义

中都穴位于内踝上7寸，胫骨后缘处，因为只有刺激此处诱发的经络感传才可以到达对侧的肝脏与都字相符。此处是肝经和脾经交汇之处，可以治疗肝脾两经之病。由于中都穴具有感传到达两侧肝脏的特点，故可用于治疗肝脏的疾病。

腹痛的饮食疗法

脆皮鱼卷

1.把草鱼处理干净，切成条状，肥膘肉切5cm长丝；

2.冬笋削去外皮，洗净，切5cm长丝；

3.把香菇清洗干净，切成丝；葱取葱白与姜切5cm长丝；

4.草鱼条、肥膘肉丝、冬笋丝、香菇丝用精盐、料酒、味精调味；

5.干豆腐皮切6cm见方12张；蛋液和面粉调成的蛋面糊；

6.在每张干豆腐要涂上一层薄薄的蛋面糊，再包上几根鱼丝以及冬笋丝等材料，卷成卷状；入花生油烧五成热时，将卷入锅炸成金黄色捞起；油温升七成热时再炸一次捞起，装盘，配上香菜即成。

阴市穴

阴市穴，中医针灸穴位之一，出自《针灸甲乙经》，足阳明胃经的第33个穴位。该穴在大腿前面，当髂前上棘与髌底外侧端的连线上，髌底上3寸。主要治疗腿膝麻痹，酸痛、屈伸不利，下肢不遂，腰痛，腹胀腹痛。

阴市穴名解

阴市。阴，水也；市，聚散之地。该穴名意指胃经的地部经水在此汇合。本穴物质为髀关穴传来的地部经水，为脾土中的外渗之水，因本穴位处肉之陷，经水在此为汇合之状，故名。

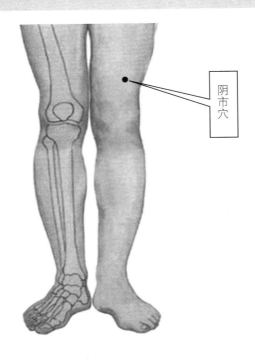

阴市穴

●阴市穴的功能特性

穴　　义：胃经的地部经水在此汇合。

气血特征：气血物质为地部经水和经水气化之气。

运行规律：地部经水汇聚本穴后循胃经下行梁丘穴，气化之气则上行天部。

功能作用：汇聚上源经水回流胃经。

治　　法：寒则补而灸之，热则泻针出气或水针。

按摩阴市穴位的作用

缓解治疗小腹胀痛、水肿、腿膝麻痹酸痛、屈伸不利、疝气等。

按摩阴市穴的功效

温下焦，散寒除湿；通经络，强腰膝，利关节。

阴市穴的穴位取法

正坐屈膝位，在髌骨外上缘上3寸，当髂前上棘与髌骨外上缘的连线上取穴。

阴市穴位配伍

阴市穴配足三里穴、阳陵泉穴缓解治疗腿膝痿痹。

艾灸阴市穴的方法

阴市穴艾条灸5~10分钟，阴市穴艾炷灸3~5壮。

穴位解剖

穴下为皮肤、皮下组织、股外侧肌。皮肤由股前皮神经和股外侧皮神经分布。皮下富有脂肪组织。大腿的阔筋膜坚韧致密，上方附于腹股沟韧带及髂嵴。髂嵴前缘的纵行纤维特别发达，增厚呈带状，称髂胫束。其上1/3分为两层，夹有阔筋膜张肌，向下止于胫骨外侧髁。所以行针时，髂胫束有抵抗感。

主治疾病

运动系统疾病：风湿性关节炎，髌上滑囊炎，髌骨软化症，脑血管病后遗症；

其它：糖尿病，水肿。

阴市穴的配穴举例

配肝俞，主治寒疝；配髀关、阳陵泉、足三里，主治腰腿痛。

现代研究

临床用于风湿性关节炎，髌上滑囊炎，髌骨软化症，偏瘫，水肿，糖尿病的治疗。

阴市穴的临床应用

主穴：上肢：肩髃 曲池 手三里 外关 合谷 颈胸夹脊穴

下肢：髀关 伏兔 足三里 阳陵泉 三阴交 腰部夹脊穴

配穴：肺热伤津者，配尺泽、肺俞；湿热浸淫者，配阴陵泉、大椎；脾胃虚弱者，配脾俞、胃俞、中脘；肝肾亏虚者，配肝俞、肾俞、太溪、太冲；上肢肌肉萎缩，加手阳明经在上肢的经穴，下肢肌肉萎缩，加足阳明经在下肢的经穴。

方义：阳明经多气多血，又内联脾胃，脾胃为五脏六腑之海，主润宗筋，根据"治痿独取阳明"的治疗原则，取上下肢阳明经穴位为主；夹脊穴为督脉之旁络，又通于膀胱经的脏腑背俞，可调阴阳，行气血，疏调脏腑；三阴交健脾养肝益肾；加筋会阳陵泉，诸穴相配可疏通经络，调理气血，濡养筋脉。

阴谷穴

阴谷穴，中医针灸穴位之一，出自《针灸甲乙经》，足少阴肾经的第10个穴位。该穴在腘窝内侧，屈膝时，当半腱肌肌腱与半膜肌肌腱之间。主要治疗阳痿，疝痛，月经不调，崩漏，小便不利，阴中痛，癫狂，膝股内侧痛。

阴谷穴名解

阴谷。阴，阴性水湿也。谷，肉之大会也，两山所夹空隙也。该穴名意指肾经的水湿之气在此汇合并形成大范围的水湿云气常。本穴物质为筑宾穴传来的水湿之气，行至本穴后聚集为水湿云气，水湿云气性寒冷，故名。

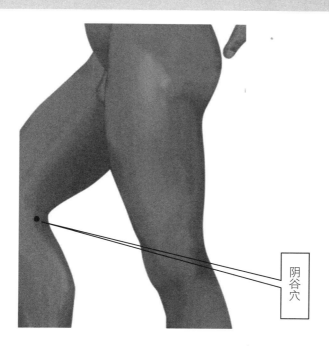

阴谷穴

●阴谷穴的功能特性

附 注：	肾经合穴，属水。
穴 义：	肾经的水湿之气在此汇合并形成大范围的水湿云气常。
气血特征：	气血物质为天之下部的高浓度冷湿水气。
运行规律：	大部分冷降归于地部，小部分吸热后循肾经上行。
功能作用：	除降浊气。
治 法：	寒则点刺出血或灸之或泻之，热则水针或补之。

按摩阴谷穴位的作用

缓解治疗小便不利、阳痿、遗精、崩漏、带下、疝气、阴囊湿痒、膝痛、尿路感染等

按摩阴谷穴的功效

除降浊气、益肾调经、理气止痛。

阴谷穴的取穴方法

患者应采用正坐或仰卧的取穴姿势，阴谷穴位于腘窝内侧，屈膝时，当半腱肌肌腱与半膜肌肌腱之间（大腿内侧，膝盖关节内侧5cm左右上方的穴位）。

阴谷穴位配伍

阴谷穴配肾俞穴、关元穴，具有补肾壮阳的作用，主要缓解治疗阳痿、小便不利；阴谷穴配大赫穴、曲骨穴、命门穴缓解治疗寒疝、阳痿、早泄、月经不调、崩漏；阴谷穴配照海穴、中极穴缓解治疗癃闭。

按摩阴谷穴的手法

按摩阴谷穴时一面缓缓吐气，左右同时用力按压阴谷穴6秒钟，至发痛的程度为止。每天耐心按压阴谷穴30次。如此，多汗应可治愈。

生理解剖

在半腱肌腱和半膜肌腱之间；有膝上内侧动、静脉；布有股内侧皮神经。

主治疾病

阳痿，疝痛，月经不调，崩漏，小便不利，阴中痛，癫狂，膝股内侧痛，指压该穴，对于治疗多汗症非常有效，是人体足少阴肾经上的重要穴位之一。

现代研究

❶以双手中指点按阴谷穴，有酸麻胀痛感后，令患者缓慢且大幅度活动颈部，关提拿病变部位，有较好疗效。

❷据报道，针刺阴谷穴，可引起膀胱的收缩。另有针刺阴谷的利尿作用与照海相似，对健康人平均排尿量有所增加。

❸对肠道的作用，据报道针刺阴谷、公孙、足三里，主要抑制肠液分泌。

阴市穴的临床应用

虚证癃闭

主穴：脾俞 肾俞 三焦俞 关元 三阴交

配穴：脾气虚弱者，配气海、足三里；肾阳虚弱者，配太溪、阴谷；无尿意或无力排尿者，配气海、曲骨。

方义：脾俞、肾俞以振奋脾肾气机，脾肾不足则三焦决渎无力，故用三焦俞以通调三焦气机；关元为任脉与足三阴经交会穴，能温补下焦元气，鼓舞膀胱气化；三阴交调理肝、脾、肾功能，以助膀胱气化，诸穴相配可达益气启闭之功效。

阴包穴

阴包穴，中医针灸穴位之一，出自《针灸甲乙经》，足厥阴肝经的第9个穴位。该穴在人体大腿内侧，当股骨上髁上4寸，股内肌与缝匠肌之间。主要治疗月经不调，遗尿，小便不利，腰骶痛引小腹，两股生疮等。

阴包穴名解

阴包。阴，水也。包，收也。该穴名意指肝经的水湿之气在此为云集之状。本穴物质为曲泉穴传来的弱小阴湿水气及足五里穴外渗下行的地部经水，至本穴后天地二部水湿皆聚集本穴，本穴如肝经水湿的包收之地，故名。阴胞名意与阴包同。

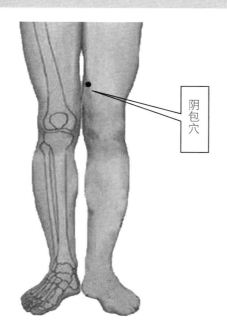

阴包穴

●阴包穴的功能特性

穴　　义：肝经的水湿之气在此为云集之状。

气血特征：气血物质为天之下部的水湿云气和地部水液。

运行规律：天部水湿化雨冷降，地部水湿则渗入脾土之中。

功能作用：收引水湿。

治　　法：寒则先泻后补或点刺出血或灸之，热则水针或补之。

按摩阴包穴位的作用

阴包穴，属足厥阴肝经。

阴包穴的作用功效

调经止痛，利水通淋。

阴包穴的主治病症

泌尿生殖系统疾病：月经不调，盆腔炎，遗尿，小便不利。
其他疾病：腰腿痛，骶髂关节炎，腰肌劳损，腹股沟淋巴结炎。

阴包穴的刺法

直刺1～1.5寸，局部酸胀，可向周围放散。

阴包穴的灸法

艾炷灸3～5壮，艾条灸10~20分钟。

阴包穴的取穴方法

屈膝正坐或卧位，当股骨内上髁上4寸（即曲泉穴上4寸），股内肌与缝匠肌之间处取穴。

阴包穴下为皮肤、皮下组织、大收肌。皮肤由股内侧皮神经分布。皮肤薄，皮下组织结构疏松。大隐静脉由股骨内侧髁的后方渐行于大腿前内侧。针由皮肤、皮下筋膜于大隐静脉外侧，穿深筋膜，于缝匠肌内侧入内收肌。在缝匠肌的深肌，有股动脉、股静脉与隐神经从股腘管下口入腘窝。缝匠肌由股神经支配，内收肌由闭孔神经支配。

阴包穴的配穴举例

配气海、中极、肾俞，主治遗尿；配关元、血海、三阴交，主治月经不调。

临床用于腰肌劳损，骶髂关节炎，腹股沟淋巴结炎，尿潴留，遗尿，月经不调，盆腔炎的治疗。

阴市穴的临床应用

主穴： 关元 中极 膀胱俞 三阴交

配穴： 肾气不足者，配肾俞、命门、太溪；肺脾气虚者，配气海、肺俞、足三里。

方义： 关元为任脉与足三阴经交会穴，培补元气，益肾固本；中极为膀胱之募穴，配背俞穴膀胱俞，俞募相配，可促进膀胱气化功能，三阴交为足三阴经交会穴，通调肝、脾、肾三经经气，可健脾益气，益肾固本而止遗尿。

阳陵泉穴

阳陵泉穴，中医针灸穴位之一，出自《灵枢》，足少阳胆经的第34个穴位。该穴在小腿外侧，当腓骨小头前下方凹陷处。主要治疗半身不遂，下肢痿痹、麻木，膝肿痛，脚气，胁肋痛，口苦，呕吐，黄疸，小儿惊风，破伤风。

阳陵泉穴名解

阳陵泉。阳，阳气也；陵，土堆也；泉，源源不断也。该穴名意指胆经的地部经水在此大量气化。本穴物质为膝阳关穴飞落下传的经水及胆经膝下部经脉上行而至的阳热之气，二气交会后，随胆经上扬的脾土尘埃吸湿后沉降于地，胆经上部经脉落下的经水亦渗入脾土之中，脾土固化于穴周，脾土中的水湿则大量气化，本穴如同脾土尘埃的堆积之场和脾气的生发之地，故名。阳陵名意与阳陵泉同。

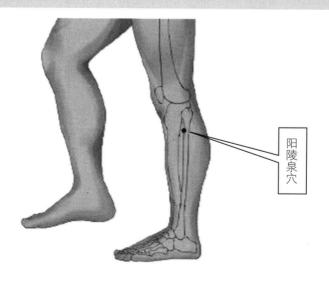

阳陵泉穴

● 阳陵泉穴的功能特性

穴义：胆经的地部水湿在此大量气化。

特异性：合穴；八会穴之筋会。

气血特征：气血物质为天部的阳热风气和随风气上扬的脾土尘埃。

运行规律：散热吸湿后冷降归地。

功能作用：降浊除湿。

治法：寒则补之灸之，热则泻针出气或水针。

按摩阳陵泉穴位的作用

❶ 治疗膝关节炎及周围软组织疾病、腰痛、膝盖疼痛、脚麻痹、下肢瘫痪、关节筋迟缓或痉挛肿痛、抽筋、麻痹、坐骨神经痛、腰腿疲劳、踝扭伤，肩周炎，落枕，腰扭伤，臀部肌内注射后疼痛；

❷ 缓解治疗消化不良、胃溃疡、胆囊炎、肝炎，胆结石，胆绞痛，胆道蛔虫症，习惯性便秘；

❸ 缓解治疗其高血压病、遗尿、肋间神经痛。

肩痛阳陵收——解决肩膀痛等疾病

肩膀很痛的话找阳陵泉。阳陵泉的位置其实就是在足三里的外侧，就是刚才找足三里穴的方法，无名指指端的位置就是足三里，这个小指指端的位置就是阳陵泉，大家不用担心自己到底找的位置准不准，担心找不准的话，就把面积按大一点，有益无害，不可能有任何的副作用。

按摩阳陵泉穴的手法

❶ 用两手大拇指分别按压两小腿的阳陵泉穴；

❷ 两手掌心、掌根、指端一起用力，上下揉50下。防治膝关节炎、膝冷痛、鹤膝风、老寒腿、下肢不遂、瘫痪等。

阳陵泉穴治疗扭挫伤

首先是按压法重力按压，按压5～6分钟，然后可以用皮肤针敲打（因为它是实症），也可以出点血，这个时候也可以灸，艾灸可以让瘀血消散，能缓解很多疼痛。

生理解剖

在腓骨长、短肌中；有膝下外侧动、静脉；当腓总神经分为腓浅神经及腓深神经处。

主治疾病

半身不遂，麻木，脚气，胁肋痛，口苦，呕吐，黄疸，小儿惊风，破伤风。

如果扭伤后疼的比较厉害或者是全身性的表现，可以配上手上的合谷穴，脚背的太冲穴。这两个穴位是我们人体的四个关口，能够舒经通络行气活血、消肿止痛，配用这样的两个穴位，再加上筋汇——阳陵泉，这样能比较快的把体内的风寒之邪、气滞血瘀等等从我们四肢末端把它们消散赶走。为什么刮痧从上往下，而且是单向的不能来回刮，就是要把病邪往肢末端赶，最后达到从四关把它赶出去。

现代研究

❶ 胆囊炎、结石症：据报道针刺本穴可使胆囊收缩，还能促进胆汁分泌，对奥狄括约肌有明显的解痉作用。

❷ 调整脑血流量：实验研究，针刺本穴可使脑血流量增加，脑血管阻力降低。

❸ 肝脾脏疼痛：有报道阳陵泉透阴陵泉，强刺激，治疗肝脾脏疼痛疗效好。

❹ 落枕、肩周炎：针刺本穴治疗落枕、肩周炎疗效好。

阳交穴

阳交穴，中医针灸穴位之一，出自《针灸甲乙经》，足少阳胆经的第35个穴位。该穴在小腿外侧，当外踝尖上7寸，腓骨后缘。主要治疗胸胁胀满疼痛，面肿，惊狂，癫疾，瘈疭，膝股痛，下肢痿痹。

阳交穴名解

阳交。阳，阳气也；交，交会也。该穴名意指胆经吸热上行的天部阳气在此交会。本穴物质为外丘穴传来的湿热风气，至本穴后，此气吸热胀散上至于天之天部而成为阳气，与膀胱经飞扬穴扬散于天之天部的阳气相交会，故名。

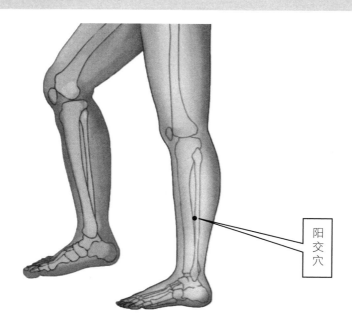

阳交穴

● 阳交穴的功能特性

附　　注：阳维脉郗穴。

穴　　义：胆经吸热上行的天部阳气在此交会。

气血特征：气血物质为天部的纯阳之气。

运行规律：一是吸湿冷缩并传于阳陵泉穴，二是外走阳维脉。

功能作用：理气降浊。

治　　法：寒则补之灸之，热则泻针出气。

按摩阳交穴位的作用

缓解治疗面肿、癫疾、惊狂、胸胁胀满疼痛、胸胁胀满、膝股痛、下肢痿痹、坐骨神经痛等。

按摩阳交穴的功效

舒筋活络、理气降浊。

阳交穴的取穴方法

阳交穴位于人体的小腿外侧，当外踝尖上7寸，腓骨后缘。

阳交穴位配伍

阳交穴配风市穴、伏兔穴、环跳穴、昆仑穴、秩边穴缓解治疗坐骨神经痛、风湿性腰腿痛—腰扭伤、中风半身不遂之下肢瘫痪、小儿麻痹症等；阳交穴配支沟穴、相应节段夹脊穴缓解治疗带状疱疹之神经痛；阳交穴配行间穴、阳辅穴、昆仑穴、绝骨、丘墟穴缓解治疗两足麻木。

针刺阳交穴的方法

阳交穴直刺0.5~0.8寸。

艾灸阳交穴的方法

阳交穴艾条灸10~15分钟，阳交穴艾炷灸5~7壮。

生理解剖

在腓骨长肌附着部；布有腓肠外侧皮神经。

主治疾病

胸胁胀满疼痛，面肿惊狂，癫疾瘈疭，膝股痛，下肢痿痹。

坐骨神经痛自疗

按摩： 病人俯卧，施术者用手掌按揉其腰骶部、臀部、下肢后侧数次，再用拇指沿坐骨神经的行走路线做拨筋法数次。最后让病人仰卧，下肢屈曲做髋关节上下摇动数次。

灸法： 取夹脊、秩边、环跳、委中、腰阳关、阳陵泉、承山、悬钟穴，腰痛加肾俞、关元穴，大腿后侧痛加承扶、殷门穴，膝痛加足三里穴，踝痛加昆仑穴。每天施灸1~2次，每穴每次10~15分钟。

刮痧： 继发性坐骨神经痛，刮拭患侧腰夹脊、环跳、殷门、委中、承山等穴3~5分钟；原发性坐骨神经痛则不刮腰夹脊，从患侧环跳穴刮拭至昆仑穴，重手法3~5分钟。

拔罐： 取肾俞、大肠俞、环跳、承扶，殷门、委中、阳陵泉、志室、涌泉穴，每次选3~5穴，留罐10分钟左右，每日或隔日一次。

敷贴： ①吴茱萸、附片、肉桂、干姜、川芎、苍术、独活、威灵仙、 虫、全蝎、羌活各10克，细辛6克，红花15克，冰片10克，皂角刺9克，川椒30克。共研细末。用时每穴取药10克，置于胶布中间，敷贴腰眼、脾俞、肾俞、环跳、承山穴。每日换药一次，6天为一疗程。适用于寒湿型坐骨神经痛。②丝瓜籽适量，捣烂，敷命门、承山穴，每日换药一次。适用于湿热型坐骨神经痛。③当归50克，红花30克，乳香、没药各20克，川牛膝15克，醋300毫升。将上药入醋中浸泡4小时，再放入锅内加热数十沸，以纱布浸药液，趁热外敷腰眼、环跳、承山穴，凉时换药。每日一次，适用于瘀血型坐骨神经痛。

阳辅穴

阳辅穴属于足少阳胆经，阳辅穴位于人体小腿外侧，当外踝尖上4寸，腓骨前缘稍前方。按摩阳辅穴具有缓解治疗偏头痛、胸胁痛、腰腿痛、坐骨神经痛、半身不遂等作用。

阳辅穴名解

阳指阳气，辅为辅佐之意。该穴名意指胆经的水湿之气在此吸热上行。本穴物质为悬钟穴外散而来的湿冷水气，至本穴后因受外界之热而升温上行，本穴如辅佐胆经气血向上蒸升的作用，故名。

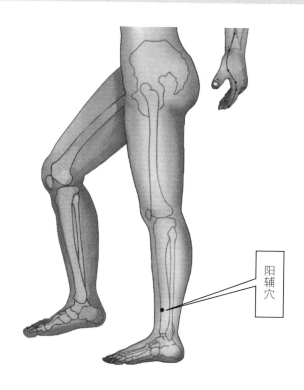

阳辅穴

●阳辅穴的功能特性

附　　注：胆经经穴，属火。

穴　　义：胆经的水湿之气在此吸热上行。

气血特征：气血物质为阳热风气。

运行规律：吸热后循胆经上传光明穴。

功能作用：化阳益气。

按摩阳辅穴位的作用

缓解治疗偏头痛、目外眦痛、胸胁痛、腋下肿痛、腰腿痛、瘰疬、下肢麻痹、坐骨神经痛、半身不遂、脚气等。

按摩阳辅穴的功效

舒筋活络、清热散风。

阳辅穴的取穴方法

阳辅穴位于人体的小腿外侧，当外踝尖上4寸，腓骨前缘稍前方。

阳辅穴位配伍

阳辅穴配风池穴、太阳穴，具有祛风止痛的作用，主要缓解治疗偏头痛。阳辅穴配足临泣穴、丘墟穴，具有活络消肿的作用，主治腋下肿；阳辅穴配阳陵泉穴、环跳穴，具有舒筋活络的作用，主要缓解治疗下肢外侧痛。

针刺阳辅穴的方法

阳辅穴直刺0.5~1寸，局部酸胀，可向下扩散。

艾灸阳辅穴的方法

阳辅穴艾条灸5~10分钟，阳辅穴艾炷灸3~5壮。

生理解剖

在趾长伸肌和腓骨短肌之间；有胫前动、静脉分支；布有腓浅神经。

主治疾病

偏头痛，目外眦痛，缺盆穴中痛，腋下痛，瘰疬，胸、胁、下肢外侧痛，疟疾，半身不遂。

阳辅穴的配穴举例

配环跳、阳陵泉，主治下肢外侧痛；配风池、太阳穴，主治偏头痛；配丘墟、足临泣，主治腋下痛。

现代研究

临床用于治疗肋间神经痛，腰扭伤，腓肠肌麻痹等。

偏头痛的治疗

1.冰袋冷敷：将冰块放在冰袋里或用毛巾包好，敷在头疼部位。等冷却的头部血管收缩后，症状自然会减轻。

2.躺下来休息一会儿：如果有条件的话，在偏头疼发作时，不妨在光线较暗、四周安静的房间里休息一会儿，一般只要睡上半个小时，偏头痛就会有所减缓。

3.按摩头部：对头部进行力度适中的按摩，是缓解偏头疼的有效方法。太阳穴是偏头痛按摩的重要穴道，可以用食指来按压，或用拳头在太阳穴到发际处轻轻来回转动按摩。

4.静心冥想：使用瑜珈和冥想是治疗偏头疼的新方法。可以购买一盘此类的CD，在头疼发作时随着音乐闭目冥想一会，让大自然的和谐之音使你忘却病痛。

5.头缠毛巾：疼痛时，使用毛巾或柔软的布条松紧适宜地缠在太阳穴周围，如此可达到抑制血管扩张、缓解疼痛的目的。

悬钟穴

悬钟穴，中医针灸穴位之一，出自《针灸甲乙经》，足少阳胆经的第39个穴位。该穴在小腿外侧，当外踝尖上 3 寸，腓骨前缘。主要治疗半身不遂，颈项强痛，胸腹胀满，胁肋疼痛，膝腿痛，腋下痛，脚气。

悬钟穴名解

悬钟。悬，吊挂也，指空中；钟，古指编钟，为一种乐器，其声混厚响亮。该穴名意指胆经上部经脉的下行经水在此飞落而下。本穴物质为胆经上部经脉下行而至的地部经水，至本穴后经水由上飞落而下，如瀑布发出巨响一般，故名。

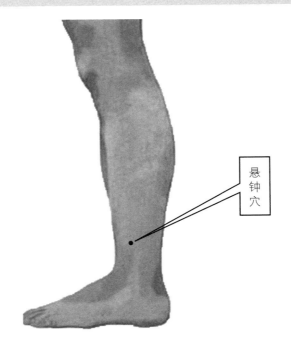

悬钟穴

●悬钟穴的功能特性

附　　注：八会穴——髓会。

穴　　义：胆经上部经脉的下行经水在此飞落而下。

气血特征：气血物质为天部的水湿之气，性湿冷。

运行规律：吸热后上行阳辅穴。

功能作用：清热生气。

按摩悬钟穴位的作用

缓解治疗颈项强痛、半身不遂、腰腿疼痛、下肢瘫痪、及坐骨神经痛，偏头痛、落枕，痴呆，中风，胸腹胀满，脚气等。

现代常用于治疗脑血管病、高血压、高脂血症、颈椎病、坐骨神经痛、小儿舞蹈病等。

按摩悬钟穴的功效

舒筋活络、清热生气、舒肝益肾。

悬钟穴的穴位取法

正坐垂足或卧位，外踝尖上3寸，当腓骨后缘与腓骨长、短肌腱之间凹陷处取穴。

悬钟穴位配伍

悬钟穴配风池穴主要缓解治疗眩晕、耳鸣；

悬钟穴配内庭穴缓解治疗心腹胀满；

悬钟穴配后溪穴、天柱穴主要缓解治疗颈项强痛；

悬钟穴配昆仑穴、合谷穴、曲池穴、肩髃穴、足三里穴缓解治疗中风、半身不遂；

悬钟穴配丰隆穴主要缓解治疗高脂血症；

悬钟穴配后溪穴、列缺穴缓解治疗项强、落枕。

针刺悬钟穴的方法

悬钟穴直刺0.5~0.8寸，深刺可透三阴交穴，局部酸胀，可扩散至足。

艾灸悬钟穴的方法

悬钟穴艾条灸5~10分钟，悬钟穴艾炷灸3~5壮。

穴位解剖

皮肤、皮下组织、小腿深筋膜、腓骨长、短肌腱、趾长伸肌、踇长伸肌。皮肤由腓总神经的分支腓浅神经分布。腓骨长、短肌由腓浅神经的肌支支配，踇长屈肌和趾长屈肌由胫神经支配。

主治疾病

古代记述：腹满、胃中有热、不嗜食，热病汗不出，五淋，喉痹，髀枢痛、诸节酸折、风劳身重，中风手足不遂、颈项强、脚气。近人报道：落枕、偏头痛、淋巴结核、足内翻。

现代研究

临床用于中风后遗症，下肢痿痹，膝痛，脊髓炎，腰扭伤，落枕，头痛等的治疗。有报道认为该穴与红细胞生成有关，也是嗜酸性粒细胞的敏感穴，对嗜酸粒白细胞有特异性。另据报道针刺悬钟可使患者肌电幅度升高。

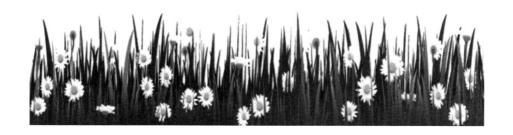

下巨虚穴

下巨虚穴属于足阳明胃经穴位图，下巨虚穴位于人体小腿前外侧，当犊鼻下9寸，距胫骨前缘一横指（中指）。按摩下巨虚穴具有缓解治疗小腹痛、泄泻、痢疾、乳痈、下肢痿痹等作用。

下巨虚穴名解

下巨虚。下，下部也；巨，范围巨大也；虚，虚少。该穴名意指本穴的气血物质处于较高的天部层次，较低的天部层次气血物质虚少。本穴物质为胃经上部足三里穴及下部胃经诸穴汇聚而成，为天之上部的水湿云气。由于气血物质位于天之上部，天之下部的气血物质相对虚少，故名。下廉、巨虚下廉名意与下巨虚同，廉为廉洁，指气血虚少之意。

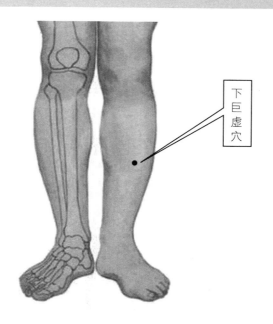

下
巨
虚
穴

● 下巨虚穴的功能特性

附　　注：小肠经下合穴。

穴　　义：胃经气血在此处于较高的天部层次。

气血特征：气血物质为天之上部的气态物。

运行规律：气态物质循胃经上行。

功能作用：为胃经提供阳热之气。

按摩下巨虚穴位的作用

缓解治疗小腹痛、泄泻、痢疾、乳痈、下肢痿痹等。

按摩下巨虚穴的功效

为胃经提供阳热之气。

下巨虚穴的取穴方法

下巨虚穴位于人体的小腿前外侧，当犊鼻穴下9寸，距胫骨前缘一横指（中指）。

下巨虚穴位配伍

下巨虚穴配天枢穴、气海穴缓解治疗腹痛。

针刺下巨虚穴的方法

下巨虚穴直刺1~1.5寸。

生理解剖

在胫骨前肌与趾长伸肌之间，深层为胫长伸肌；有胫前动、静脉；布有腓浅神经分支，深层为腓深神经。

主治疾病

小腹痛，泄泻痢疾，乳痈，下肢痿痹。

膝关穴

膝关穴，中医针灸穴位之一，出自《针灸甲乙经》，足厥阴肝经的第7个穴位。该穴在人体小腿内侧，当胫骨内髁的后下方，阴陵泉后1寸，腓肠肌内侧头的上部。主要治疗下肢痿痹，膝膑肿痛不可屈伸，寒湿走注，历节风痛，不能举动等，还可用于咽喉肿痛。

膝关穴名解

膝，指穴在膝部也；关，关卡也。该穴名意指肝经的上行之气中滞重水湿在此沉降。本穴物质为中都穴传来的阴湿水气，至本穴后，滞重的水湿无力上行而沉降于下，只有少部分水气吸热后继续上行，本穴如同关卡一般阻挡滞重水湿的上行，故名。阴关名意与膝关同。

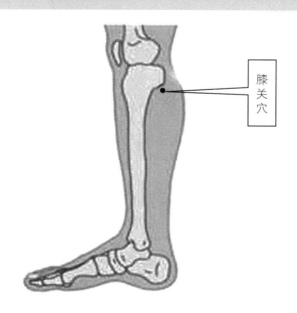

膝
关
穴

●膝关穴的功能特性

穴　　义：关，指关节；穴近膝关节，故名。

气血特征：气血物质为天部的阴湿水气。

运行规律：大部分滞重水湿冷降归地，小部分水气吸热后横向飘行于曲泉穴。

作用功效：降浊升清。

治　　法：寒则先泻后补或点刺出血或灸，热则泻针出气。

按摩膝关穴位的作用

膝关穴，属足厥阴肝经。

膝关穴的穴位取法

屈膝，先取胫骨内侧髁下缘的阴陵泉，再于其后方1寸处取穴。

膝关穴的穴位配伍

配足三里穴、血海穴、阴市穴、阳陵泉穴、髀关穴、伏兔穴、丰隆穴治中风下肢不遂、小儿麻痹等；配委中穴、足三里穴治两膝红肿疼痛。

膝关穴的刺灸法

直刺0.5～1寸；可灸，艾炷灸3～5壮；或艾条灸5～10分钟。

穴位解剖

穴下为皮肤、皮下组织、缝匠肌（腱）、半膜肌和半腱肌（腱）。皮肤由隐神经分布。缝匠肌起于髂前上棘，半腱肌、半膜肌起于坐骨结节，三肌分别止于胫骨粗隆的内侧。缝匠肌受股神经支配，后二肌受坐骨神经支配。针由皮肤、皮下筋膜，在大隐静脉的后方，穿小腿深筋，直抵上述各肌的止点腱及胫骨骨膜。膝上内侧动脉、膝上外侧动脉、膝中动脉、膝下内侧动脉和膝下外侧动脉，供应膝关节，并参与膝关节动脉网的组成。

主治疾病

膝痛，脚气，鹤膝风，咽喉痛；膝膑肿痛，寒湿走注，历节风痛，下肢痿痹。

膝关穴的配穴举例

配梁丘、血海、膝眼，主治膝膑肿痛；配阳陵泉、膝眼、委中、鹤顶，主治膝关节炎。

现代研究

现代常用于治疗痛风，关节炎。

膝关穴的临床应用

外感头痛

主穴：百会 太阳 列缺 风池

配穴：风寒头痛者，配风门、合谷；风热头痛者，配大椎、曲池；风湿头痛者，配头维、阴陵泉；阳明头痛者，配攒竹、合谷、内庭；少阳头痛者，配率谷、外关、足临泣；太阳头痛者，配天柱、后溪、申脉；厥阴头痛者，配四神聪、太冲、内关。

方义：百会位于巅顶，太阳位于颞侧，又为止头痛之效穴，两穴相配，可疏导头部经气；列缺为肺经络穴，可宣肺解表，祛风通络，又有"头项寻列缺"之谓；风池为足少阳与阳维脉的交会穴，擅长祛风活血，通络止痛。

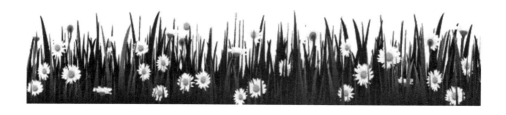

外丘穴

外丘穴，中医针灸穴位之一，出自《针灸甲乙经》，足少阳胆经的第36个穴位。该穴在小腿外侧，当外踝尖上 7 寸，腓骨前缘，平阳交穴。主要治疗颈项强痛，胸胁痛，疯犬伤毒不出，下肢痿痹，癫疾，小儿龟胸。

外丘穴名解

陵起为丘，穴当小腿外侧，肌肉隆起处，故名外丘。

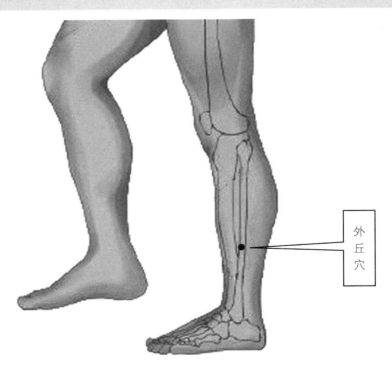

外丘穴

●外丘穴的功能特性

功　用：舒肝理气，通络安神。

特异性：足少阳经之郄穴。

按摩外丘穴位的作用

缓解治疗坐骨神经痛、头项痛、胸胁痛、腿痛、下肢麻痹、脚气、胆囊炎、肝炎等

按摩外丘穴的功效

舒筋活络、传递风气。

外丘穴的取穴方法

正坐垂足或仰卧位，在外踝尖上7寸，与阳交穴相平，于腓骨前缘取穴。

外丘穴位配伍

外丘穴配足三里穴、陵后、阳陵泉穴、条口穴缓解治疗腓总神经麻痹；外丘穴配伏兔穴、环跳穴、阳交穴、阳陵泉穴缓解治疗下肢痿、痹、瘫；外丘穴配百会穴、丰隆穴、腰奇、间使穴缓解治疗癫痫。

穴位解剖

皮肤、皮下组织、小腿深筋膜、腓骨长、短肌、趾长伸肌、踇长伸肌。皮肤由腓肠外侧皮神经分布。胫前动脉是腘动脉的终支之一，在腘窝下角，比目鱼肌腱弓下方分出以后，穿小腿骨间膜上端的孔至小腿的前面，行于胫骨前肌和踇长伸肌之间，下降至足背，移行于足背动脉。体表投影在胫骨粗隆和腓骨小头之间的中点与两踝之间连线的中点的连线即是。该动脉除同静脉伴行外，还有腓深神经同行。神经支配踇、趾长伸肌。腓骨长、短肌由腓浅神经支配。

外丘穴的配穴举例

配风池、后溪，主治颈项强痛；配太冲、肝俞、支沟，主治胸胁痛。

主治疾病

❶ 精神神经系统疾病：腓神经痛，下肢麻痹，癫痫；

❷ 运动系统疾病：踝关节周围软组织疾病。

现代研究

临床用于肋间神经痛，踝关节周围软组织疾病的治疗。

外丘穴的临床应用

发作期痫证

主穴：水沟 百会 后溪 涌泉 内关

方义：水沟、百会为督脉要穴，后溪通督脉，督脉入络脑，三穴同用熄风醒脑开窍，是治疗癫痫的要穴；涌泉为肾经井穴，刺之滋水潜阳，速降肝风，以助开窍醒脑；内关为心包经络穴，可开心窍豁痰浊，调理心神。

慢性前列腺炎

涌泉穴，然谷穴，阳交穴，外丘穴。

车前绿豆米粥：将车前子60克、橘皮15克、通草10克纱布包，煮汁去渣，入绿豆50克和薏米100克大米50克煮粥。空腹服，连服数日。适用于老人前列腺炎、小便淋痛。

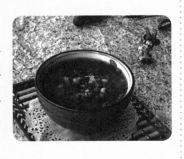

泡腿药方：苦参60克，半枝莲60克。煮好以后，泡腿，以后背微微出汗为宜。

条口穴

条口穴属于足阳明胃经穴位图，条口穴位于人体小腿前外侧，当犊鼻下8寸，距胫骨前缘一横指。按摩条口穴具有缓解治疗膝胫酸痛、两足无力、转筋、腹痛、泄泻、脚气等作用。

条口穴，中医针灸穴位之一，出自《针灸甲乙经》，足阳明胃经的第33个穴位。该穴在骶部，当次髎下内方，适对第4骶后孔处。主要治疗便秘，泄泻，小便不利，月经不调，带下，腰痛。

条口穴名解

条，木之条也，风也；口，气血出入的门户也。该穴名意指本穴气血物质以风的形式而运行。本穴物质为上巨虚穴传来的天之下部水湿云气，其量及范围皆大，经本穴的狭小通道下行时是快速的通行之状，如风之运行，故名。

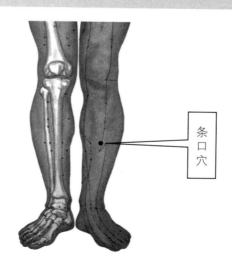

条口穴

●条口穴的功能特性

穴　义：胃经气血在此形成风气。

气血特征：气血物质为天部风气。

运行规律：散热冷降循胃经下行。

功能作用：快速传输胃经的冷降水湿浊气。

治　法：寒则补而灸之，湿、热则泻针出气。

按摩条口穴位的作用

缓解治疗膝胫酸痛、两足无力、转筋、腹痛、泄泻、脚气等

按摩条口穴的功效

舒筋活络，理气和中。

条口穴的取穴方法

条口穴位于人体的小腿前外侧，当犊鼻穴下8寸，距胫骨前缘一横指（中指）。

条口穴位配伍

条口穴配肩髃穴、肩髎穴缓解治疗肩臂痛。

艾灸条口穴的方法

条口穴艾条灸5~15分钟，条口穴艾炷灸3~7壮。

生理解剖

在胫骨前肌中；有胫前动、静脉；布有腓肠外侧皮神经及隐神经的皮支，深层当腓深神经。

条口穴的配穴举例

配足三里、承山、承筋，主治足下热，不能久立；主治肩周炎。

脘腹疼痛，下肢痿痹，转筋，跗肿，肩臂痛。

条口穴的临床应用

漏肩风

主穴：肩前 肩髃 肩贞 阿是穴 条口

配穴：手阳明经证者，配合谷；手太阳经证者，配后溪；手少阳经证者，配外关；外邪内侵者，配合谷、风池；气滞血瘀者，配内关、膈俞；气血虚弱者，配足三里、气海。

方义：肩髃、肩贞、肩髎是手三阳经穴，加阿是穴和奇穴肩前，均为局部选穴，取"在筋选筋"之意，可疏通肩部经络气血，通经止痛；条口是治疗漏肩风的经验效穴。

膝关节骨关节炎

1.减肥：有人收集膝骨关节病发生以前30年以上的材料，发现37岁时超过标准体重20%者，男性患骨关节病的危险性为标准体重者的1.5倍，女性为2.1倍。以后36年中60%超重者发生膝骨关节病，患严重膝骨关节病危险性男性增加到1.9倍，女性增加到3.2倍，提示肥胖可能是严重膝骨关节病较大的危险因素。因此，过度肥胖者应该减肥。

2.注意保暖：受凉受寒是膝关节骨关节炎的发病诱因，应注意保暖，在夏天要防止空调、电风扇直接对着膝关节吹。

3.注意营养：长期腹泻、消化吸收不良，造成营养不良，影响骨代谢，关节软骨退变提前，这部分人患关节炎比正常人年龄轻、病情重。因此，有胃病、胆道疾病等消化系统疾病者要及时治疗。

4.防治贫血：贫血者或长时间月经过多或痔疮出血者，应及时治疗。中医认为"血不养筋"会全身关节痛，"膝为筋之会"，膝关节的酸痛常常最先发生。

上巨虚穴

上巨虚，中医针灸穴位之一，出自《千金翼方》，足阳明胃经的第37个穴位。该穴在小腿前外侧，当犊鼻下6寸，距胫骨前缘一横指（中指）。主要治疗肠中切痛，痢疾，肠鸣，腹胀，泄泻，便秘，肠痈，中风，瘫痪，脚气。

上巨虚穴名解

胫、腓骨之间有大的孔隙，因称"巨虚"，与下巨虚相对，故冠以"上"字。

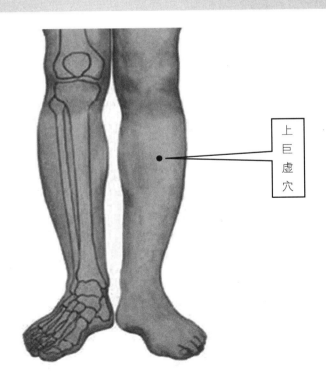

上巨虚穴

● 上巨虚穴功能特性

特异性：大肠之下合穴。

功　用：调和肠胃，通经活络。

按摩上巨虚穴位的作用

缓解治疗腹痛胀满、肠鸣泄泻、痢疾、阑尾炎、胃肠炎、细菌性痢疾、便秘、膝胫酸痛、下肢痿痹、脚气等

按摩上巨虚穴的功效

调和肠胃，通经活络。

上巨虚穴的取法

正坐屈膝位，在犊鼻下6寸，当足三里与下巨虚连线的中点处取穴。

上巨虚穴位配伍

上巨虚穴配阳陵泉穴、足三里穴缓解治疗膝痛。

针刺上巨虚穴的方法

上巨虚穴直刺1~1.5寸，局部酸胀。

艾灸上巨虚穴的方法

上巨虚穴艾条灸5 ~ 15分钟，上巨虚穴艾炷灸3 ~ 7壮。

上巨虚穴的刺法

① 直刺0.5 ~ 1.2寸，局部酸胀。

② 针尖略向上斜刺，针感沿胃经循膝股走至腹部。少数可上行至上腹部及胸部。

③ 略向下斜刺，其针感沿足阳明经走至足跗、足趾部。

④ 理气止痛可用龙虎交战。

⑤ 消肿利水可用子午捣臼法。

穴位解剖

穴下为皮肤、皮下组织、胫骨前肌、伸肌、小腿骨间膜。皮肤由腓肠外侧皮神经和隐神经双重分布。针由皮肤、皮下组织到达胫骨前肌及其深面的长伸肌。两肌之间有胫前动、静脉及伴行的腓深神经经过。

主治疾病

❶ 消化系统疾病：阑尾炎，胃肠炎，泄泻，痢疾，疝气，便秘，消化不良；

❷ 运动系统疾病：脑血管病后遗症，下肢麻痹或痉挛，膝关节肿痛。

上巨虚穴的配穴举例

配天枢穴，主治痢疾。

现代研究

临床用于胃炎，溃疡病，肠炎，肠梗阻，阑尾炎，消化不良，肝炎，肾炎，关节炎，下肢瘫痪的治疗。

上巨虚穴的临床应用

急性泄泻

主穴：中脘 天枢 上巨虚 阴陵泉

配穴：寒湿内盛者，配神阙；湿热伤中者，配内庭、曲池；饮食停滞者，配下脘、梁门。

方义：中脘为胃之募穴，腑之所会，可以健运中州，调理气机；天枢为大肠之募穴，穴居腹部，上巨虚为大肠之下合穴，"合治内腑"，两穴募合相配，调理胃肠气机，运化湿滞作用显著；阴陵泉为脾经合穴，善于健脾化湿。

上巨虚穴的临床应用

主穴：合谷 天枢 上巨虚 三阴交

配穴：湿热痢者，配曲池、内庭；寒湿痢者，配中脘、气海；疫毒痢者，配大椎、十宣放血；噤口痢者，配内关、中脘；休息痢者，配脾俞、神阙、足三里；纳呆者，配中脘；呕恶重者，配内关；久痢脱肛者，配气海、百会。

方义：病位在大肠腑，故取大肠经原穴合谷，大肠募穴天枢，大肠下合穴上巨虚，三穴同用能通调大肠腑气，调理肠络气血，气调则湿化滞行，后重自除血调则脓血自愈，三阴交理脾、助运、除湿。

上巨虚穴的临床应用

主穴：大肠俞 天枢 上巨虚 支沟

配穴：热秘者，配合谷、曲池；气秘者，配中脘、太冲；虚秘者，配脾俞、气海；冷秘者，配神阙、关元。

方义：天枢为大肠募穴，与大肠俞同用属俞募配穴，加用大肠下合穴上巨虚，三穴共用能疏泄阳明腑气，腑气通则大肠传导功能复常；支沟宣通三焦气机，三焦之气通畅则腑气通调，是治疗便秘的经验要穴。

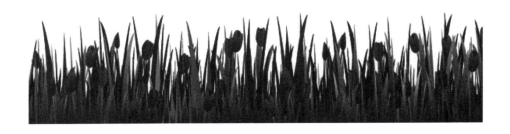

曲泉穴

曲泉穴，中医针灸穴位之一，出自《灵枢·本输》，足厥阴肝经的第8个穴位。该穴在人体膝内侧，屈膝，当膝关节内侧端，股骨内侧髁的后缘，半腱肌、半膜肌止端的前缘凹陷处。主要治疗月经不调，痛经，白带，阴挺，阴痒，阴肿，产后腹痛，房劳遗精，阴茎痛，阳痿，少腹痛，小腹肿，小便不利，癃闭，下肢痿痹，癫狂，目眩，目痛，泄泻，痢下脓血，头痛，膝膑肿痛，胫痛不可屈伸等。

曲泉穴名解

曲泉。曲，隐秘也；泉，泉水也。该穴名意指肝经的水湿云气在此聚集。本穴物质为膝关穴传来的水湿之气，至本穴后为聚集之状，大量的水湿如隐藏于天部之中，故名。

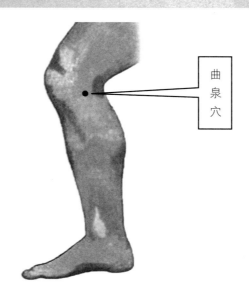

曲泉穴

● 曲泉穴的功能特性

穴　　义：	肝经的水湿云气在此聚集。
特 异 性：	五输穴之一，肝经合穴，五行属水。
气血特征：	气血物质为天之下部的水湿云气。
运行规律：	大部分冷降归于地部，小部分吸热后斜向下行阴包穴。
功能作用：	清利湿热，通调下焦。
治　　法：	寒则先泻后补或点刺出血或灸，热则泻针出气或补之。

按摩曲泉穴位的作用

❶ 生殖系统疾病：治疗子宫脱垂、阴道炎、前列腺炎、遗精、阳痿、白带、产后腹痛、月经不调、痛经等；

❷ 泌尿系统疾病：治疗小便不利、肾炎等；

❸ 神经系统疾病：治疗精神疾病、目眩目痛等；

❹ 消化系统疾病：治疗泄泻痢疾、腹胀纳差等；

❺ 其他疾病：治疗膝关节及周围软组织疾患、衄血、降血压等。

按摩曲泉穴时，屈膝，在膝关节内侧，大腿与小腿连接褶皱尽头的凹陷处便是曲泉穴。以大拇指垂直按压同侧曲泉穴，两手同时进行，每次5~8分钟，每日早晚各1次。按摩期间注意不要进食油腻、辛辣食物，并注意避免着凉。

曲泉穴的穴位配伍

配丘墟穴、阳陵泉穴治胆道疾患；

配肝俞穴、肾俞穴、章门穴、商丘穴、太冲穴治肝炎；

配复溜穴、肾俞穴、肝俞穴治肝肾阴虚之眩晕、翳障眼病；

配支沟穴、阳陵泉穴治心腹疼痛、乳房胀痛、疝痛；

配归来穴、三阴交穴治肝郁气滞之痛经、月经不调；

曲泉穴的刺法

直刺1~1.5寸，局部酸胀，可向周围放散。

曲泉穴的灸法

艾炷灸3~5壮，艾条灸10~20分钟。

曲泉穴的穴位取法

屈膝正坐或卧位，于膝内侧横纹端凹陷处取穴。

穴位解剖

穴下为皮肤、皮下组织、股内侧肌。皮肤由股内侧皮神经分布。皮下组织疏松，内含脂肪组织较多。大隐静脉由小腿内侧上升，经股骨内侧髁的后方，至大腿内侧，在大腿阔筋膜隐静脉裂孔汇入股静脉。深筋膜的深面有发自腘动脉的膝上内侧动脉，参与膝关节网。针由皮肤、皮下筋膜穿大腿深筋膜，入股内侧肌。该肌由股神经支配。

现代研究

针刺曲泉有降血压作用。对带有慢性胆瘘的狗，针刺"曲泉"、"丘墟"，发现胆汁分泌立时显著增加。现代常用于治疗子宫脱垂，阴道炎，前列腺炎，肾炎，疝气，遗精，阳痿，膝关节及周围软组织疾患，精神病，尿潴留，子宫收缩不全，月经不调等。

主治疾病

月经不调，痛经白带，阴挺阴痒，产后腹痛，遗精，阳痿，疝气，小便不利，头痛目眩，癫狂，膝膑肿痛，下肢痿痹。

漏谷穴

漏谷穴，中医针灸穴位之一，出自《针灸甲乙经》，足太阴脾经的第7个穴位。该穴在人体小腿内侧，当内踝尖与阴陵泉的连线上，距内踝尖6寸，胫骨内侧缘后方。主要治疗腹胀，肠鸣，偏坠，腿膝厥冷，小便不利，女人漏下赤白。

漏谷穴名解

漏谷。漏，漏落也；谷，五谷也、细小之物也。该穴名意指脾经中的浊重物质在此沉降。

本穴物质由三阴交穴传来，因脾经的湿热之气与肝经及肾经气血物质进行了交换，上行至本穴的气态物质则温度偏低，在本穴的变化是散热缩合冷降的变化，浊重的部分由天部沉降到地部，如细小的谷粒漏落之状，故名。

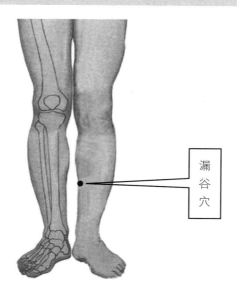

漏谷穴

●漏谷穴的功能特性

穴　　义：脾经中的浊重物质在此沉降。

气血特征：气血物质为天部之气及气态物中的脾土尘埃。

运行规律：混浊的气态物由天部沉降至地部。

功能作用：沉降脾经阴浊。

治　　法：寒则先泻后补或灸之，热则泻之。

按摩漏谷穴位的作用

缓解治疗腹胀腹鸣、消化不良、小便不利、遗精、偏坠、丹毒、腿膝厥冷、下肢痿痹、脚气等

按摩漏谷穴的功效

沉降脾经阴浊。

漏谷穴的取穴方法

漏谷穴位于人体的小腿内侧，当内踝尖与阴陵泉穴的连线上，距内踝尖6寸，胫骨内侧缘后方。

漏谷穴的穴位配伍

配足三里穴缓解治疗腹胀，肠鸣。

针刺漏谷穴的方法

漏谷穴直刺1~1.5寸。

艾灸漏谷穴的方法

漏谷穴艾条灸5~10分钟，漏谷穴艾炷灸3~5壮。

在胫骨后缘与比目鱼肌之间，深层有屈趾长肌；有大隐静脉，肢后动、静脉；有小腿内侧皮神经，深层内侧后方有胫神经。

腹胀，肠鸣，小便不利，遗精，下肢痿痹。

漏谷穴的配穴举例

配曲泉，主治血瘕；配阴陵泉、三阴交，主治下肢重痛。

现代研究

临床用于胃炎，肠炎，遗尿，遗精，尿潴留，下肢痿痹的治疗。

漏谷穴的临床应用

遗精

主穴：关元　肾俞　三阴交

配穴：肾虚不固者，配志室、太溪；心脾两虚者，配心俞、脾俞；阴虚火旺者，配太溪、神门；湿热下注者，配中极、阴陵泉；失眠者，配神门；头晕者，配百会；自汗者，配复溜。

方义：关元为任脉与足三阴经的交会穴，可调补肝、脾、肾，振奋肾气；肾俞补肾固精；三阴交善调脾、肝、肾之气，清泄虚火，固摄精关。

实证癃闭

主穴：中极　膀胱俞　三阴交　阴陵泉

配穴：湿热蕴结者，配委阳；肺热壅盛者，配尺泽；肝郁气滞者，配太冲、支沟；瘀血闭阻者，配次髎、血海。

方义：中极为膀胱募穴，配膀胱之背俞穴，俞募相配，促进膀胱气化功能，通利小便；三阴交、阴陵泉为脾经腧穴，善于醒脾利湿，消除瘀滞，通利小便。

虚证癃闭

主穴：脾俞 肾俞 三焦俞 关元 三阴交

配穴：脾气虚弱者，配气海、足三里；肾阳虚弱者，配太溪、阴谷；无尿意或无力排尿者，配气海、曲骨。

方义：脾俞、肾俞以振奋脾肾气机，脾肾不足则三焦决渎无力，故用三焦俞以通调三焦气机；关元为任脉与足三阴经交会穴，能温补下焦元气，鼓舞膀胱气化；三阴交调理肝、脾、肾功能，以助膀胱气化，诸穴相配可达益气启闭之功效。

食疗腹胀

1.避免吃容易产气的食物。容易产气的食物有萝卜、卷心菜、豆类、白薯、蜂蜜、韭菜、生蒜、芹菜等。

2.避免消化不良。消化不良是可进行合理的饮食控制，腹胀时应在饮食中减少蔗糖量和牛奶等胀气食品。

3.避免进食含气的食物。蛋奶类，打起泡沫的奶油、打起泡沫的加糖牛奶，还有汽水。

食疗小便不利

制法：获苓粉（即获苓晒十研粉）30克、米100克、红枣15枚、红糖30克。先将红枣去核煮烂，同红糖一起放入粥内，再加入获苓粉，煮数沸即成。

功效：健脾益胃、利水消肿、宁心安神。

适应症：老年性浮肿、肥胖瓜、脾虚泄泻、小便不利、水肿。

宜忌：老年人脱肛和小便频数者不宜服食。

梁丘穴

梁丘穴，中医针灸穴位之一，出自《针灸甲乙经》，足阳明胃经的第34个穴位。屈膝，该穴在大腿前面，当髂前上棘与髌底外侧端的连线上，髌底上2寸。主要治疗便秘，泄泻，小便不利，月经不调，带下，腰痛。

梁丘穴名解

高起处为"丘"，穴当膝上，犹如山梁之上，故名。

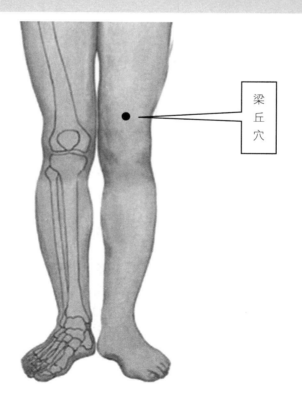

梁丘穴

● 梁丘穴的功能特性

特异性：足阳明经之郄穴。

功　用：理气和胃，通经活络。

按摩梁丘穴位的作用

缓解治疗膝胫痹痛、鹤膝风、胃痛、胃痉挛、腹泻、膝盖疼痛、乳痈等。

按摩梁丘穴的功效

约束并屯积胃经经水。

梁丘穴的取穴方法

正坐屈膝位，在膝髌上外缘上2寸凹陷处，当髂前上棘与髌骨外上缘之连线上取穴。

梁丘穴位配伍

梁丘穴配足三里穴、中脘穴缓解治疗胃痛。

针刺梁丘穴的方法

梁丘穴直刺0.5~1寸。

艾灸梁丘穴的方法

梁丘穴艾条灸5~10分钟，梁丘穴艾炷灸3~5壮。

 生理解剖

穴下为皮肤、皮下组织、股外侧肌。皮肤由股外侧皮神经和股神经前皮支双重分布。

梁丘穴的配穴举例

配曲泉、阳关，主治筋挛，膝关节不得屈伸；配犊鼻、阳陵泉、膝阳关，主治膝痛。

现代研究

本穴常用于胃肠病急性腹痛的治疗。有报道针刺本穴可调整胃电图，使之趋于正常。

主治疾病

① 消化系统疾病：胃痉挛，胃炎，腹泄；

② 妇产科系统疾病：乳腺炎，痛经；

③ 运动系统疾病：风湿性关节炎，髌上滑囊炎，髌骨软化症，膝关节病变。

梁丘穴的临床应用

乳痈

主穴：少泽 膻中 乳根 期门 内关 肩井

配穴：肝气郁结者，配期门、行间；温热蕴滞者，配梁丘、内庭。

方义：少泽系小肠经井穴，有疏通乳腺闭塞、行气活血之功效，善治乳房疾患；乳根、膻中两穴疏通局部气血；本病病位在胸，取内关可宽胸理气，与期门远近相配，更能疏泄厥阴壅滞；肩井为治疗乳痈的经验用穴，系手足少阳、足阳明、阳维脉交会穴，所交会之经脉均行胸、乳，故用之可通调诸经之气，使少阳通则郁火散，阳明清则肿痛消。诸穴共奏清热、消肿、散结之功。

蠡沟穴

蠡沟穴在小腿内侧，当足内踝尖（高点）上5寸，胫骨内侧面的中央。按摩蠡沟穴具有治疗月经不调，崩漏，带下，疝气，小便不利，睾丸卒痛，遗精，足胫酸痛等作用。

蠡沟穴名解

蠡沟。蠡，瓠瓢也，此指穴内物质如瓠瓢浮于水中飘浮不定之状；沟，沟渠也，此指穴内物质运行循一定的道路。该穴名意指三阴交穴传来的温湿水气由本穴别走足少阳胆经。本穴物质为三阴交穴分配而来的温湿水气，因其性温，既无上升之力又无沉降之能，温湿水气在天部层次如漂浮不定之状，但由于其温度及所处的天部层次与胆经相近，因此此温湿水气分别飘行于肝胆二经，故名。

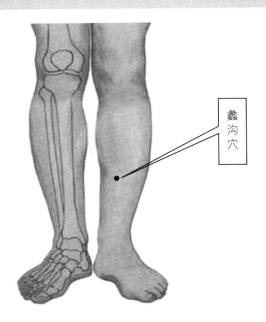

蠡沟穴

● 蠡沟穴的功能特性

穴　　义：三阴交穴传来的温湿水气由本穴别走足少阳胆经。

特 异 性：本经络穴。

气血特征：气血物质为较稀少的水湿气体，性温热。

运行规律：循肝经上行于中都穴和别走胆经。

功能作用：舒肝理气，调经止带。

治　　法：寒则补之灸之，热则泻针出气。

按摩蠡沟穴位的作用

蠡沟穴是足厥阴肝经的穴位。

蠡沟穴的取穴方法

正坐或仰卧位，先在内踝尖上5寸的胫骨内侧面上作一水平线，当胫骨内侧面的后中1/3交点处取穴。

蠡沟穴的穴位配伍

配百虫窝、阴陵泉穴、三阴交穴治滴虫性阴道炎；配中都穴、地机穴、中极穴、三阴交穴治月经不调、带下症、睾丸炎；配大敦穴、气冲治睾肿、卒疝、赤白带下。

穴位解剖

穴下为皮肤、皮下组织、小腿三头肌（比目鱼肌）。皮肤由隐神经分布。皮下组织疏松，内行有浅静脉、皮神经和浅淋巴管。大隐静脉与隐神经伴行，并起自足背静脉网内侧部，经内踝的前方向上至小腿内侧面上行。下肢的浅淋巴管起自足趾，于足背、足底汇成淋巴管网。大部分浅淋巴管沿大隐静脉及属支汇入腹股沟浅淋巴结。仅小部分浅淋巴管，沿小隐静脉汇入腘淋巴结。当针刺由皮肤、皮下筋膜穿小腿深筋膜后，可直抵无肌肉保护的胫骨骨膜。或经胫骨内侧，直抵骨后小腿三头肌中的比目鱼肌。该肌由胫神经支配。

① 主治病症针麻常用穴。

② 泌尿生殖系统疾病：性功能亢进，赤白带下，月经不调，阴挺，阴痒，睾丸肿痛，子宫内膜炎，功能性子宫出血，尿闭，疝气。

③ 其他疾病：足胫疼痛，梅核气，精神疾病，脊髓炎，心动过速，腰背部及膝关节急慢性损伤。

常用于治疗性功能亢进，月经不调，子宫内膜炎，功能性子宫出血，尿闭，疝气，梅核气，精神病，脊髓炎，心动过速等。为常用的针麻穴之一。

蠡沟穴的临床应用

阴挺

主穴：百会 气海 维道 子宫

配穴：脾气虚陷者，配足三里、气海；肾阳亏虚者，配关元、大赫、照海；湿热下注者，配脾俞、阴陵泉、蠡沟。

方义：百会位于巅顶，为督脉穴位，可振奋阳气，升阳举陷；气海为任脉穴，能益气固胞；维道为足少阳与带脉之会，可加强维系带脉，固摄胞宫之功；子宫乃经外奇穴，是治疗阴挺的经验穴。

食疗月经不调

黑糯米粥

【主料】大枣30克　桂圆10粒　黑糯米100克　红糖适量

【制作方法】①大枣洗净，备用；②桂圆去皮洗净，备用；③黑糯米洗净，加入大枣、桂圆、适量水煮成粥状，依口味加入适量红糖即可。

交信穴

交信穴属于足少阴肾经穴位图，交信穴位于小腿内侧，当太溪穴直上2寸，复溜穴前0.5寸，胫骨内侧缘的后方。按摩交信穴具有缓解治疗崩漏、带下、月经不调、阴挺、闭经、便秘、疝气、睾丸肿痛等作用。

交信穴名解

交信。交，交流、交换也；信，信息也。该穴名意指肾经经气由此交于三队交穴。本穴物质为复溜穴传来的水湿之气，因其吸热扬散而质轻，因此从本穴外走脾经气血所在的天部层次，故名。

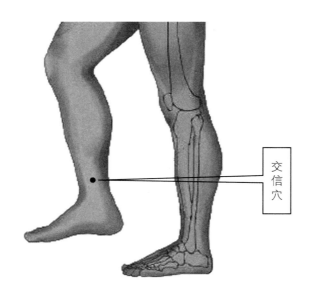

交信穴

●交信穴的功能特性

附　　注：阴跷脉郄穴。

穴　　义：肾经经气由此交于三阴交穴。

气血特征：气血物质为水湿之气。

运行规律：吸热后横向外走三阴交穴。

功能作用：外散寒冷水湿。

治　　法：寒则先泻后补或补之灸之，热则泻之。

按摩交信穴位的作用

缓解治疗崩漏、带下、月经不调、阴挺、闭经、便秘、疝气、睾丸肿痛等

按摩交信穴的功效

外散寒冷水湿。

交信穴的取穴方法

交信穴位于人体的小腿内侧，当太溪穴直上2寸，复溜穴前0.5寸，胫骨内侧缘的后方。

交信穴位配伍

❶ 配太冲穴、血海穴、地机穴缓解治疗崩漏；

❷ 配阴陵泉穴缓解治疗五淋；

❸ 配中都穴缓解治疗疝气；

❹ 配中极穴缓解治疗癃闭；

❺ 配关元穴、三阴交穴缓解治疗妇科疾患之月经不调；

❻ 配关元穴缓解治疗阴挺。

针刺交信穴的方法

交信穴直刺0.5~1寸。

艾灸交信穴的方法

交信穴艾条灸5~10分钟，交信穴艾炷灸3~5壮。

在趾长屈肌中；深层为胫后动、静脉；布有小腿内侧皮神经，后方为胫神经本干。

月经不调，崩漏，阴挺，泄泻，便秘，睾丸肿痛，五淋疝气，阴痒，泻痢赤白，膝、股内廉痛。

便秘的饮食调理

在日常生活中，饮食习惯及生活习惯对此病的影响很大，所以治疗便秘首先要养成一个良好的生活习惯。

（1）每天定时吃饭、定时排便、定时休息，养成固定的生活规律。同时要养成良好饮食习惯，每天多饮水，如早晨起床先喝温开水，早餐之前可先食用一个地瓜。

（2）平时多吃一些粗纤维食物，因富含膳食纤维的食物通便效果好。膳食纤维，特别是可溶性膳食纤维具有吸水膨胀的特性，在肠道中可以起到双向调节作用，既可以帮助排便，也可以缓解腹泻。因为便秘时膳食纤维通过吸收水分可使粪便体积增大，刺激肠道蠕动而帮助排便；腹泻时它又会吸附肠道内过多的水分，从而减轻腹泻症状。如粗粮、芹菜、韭菜、白菜、蒜薹、燕麦、红薯、带皮苹果、整粒的豆子和玉米等，都是防止便秘的上佳选择。

（3）除此之外，便秘患者应保持心情舒畅，坚持锻炼。

复溜穴

复溜穴，经穴名，人体下肢穴位之一。出自《灵枢·本输》，别名昌阳、伏白、外命。属足少阴肾经，经（金）穴。按摩复溜穴可缓解治疗肾炎、腹胀、肠鸣、水肿、泄泻、盗汗、自汗、脚气、腿肿、尿路感染等，复溜穴位的位置具体在哪里呢，怎么找？本文图解复溜穴位位置图和具体按摩手法。

复溜穴的名解

复溜：复，再也；溜，悄悄地散失也。复溜名意指肾经的水湿之气在此再次吸热蒸发上行。本穴物质为照海穴传输来的寒湿水气，上行至本穴后因其再次吸收天部之热而蒸升，气血的散失如溜走一般，故名复溜。

复溜穴的解析

"复溜"的"复"是反复的意思；"溜"是盛放的意思。也就是作为坏的气息在此持续堆积的穴位。按摩复溜穴对女性下焦冷、痛经、手脚浮肿有效。

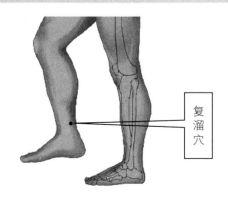

复溜穴

复溜穴的取法

正坐垂足或仰卧位，在太溪上2寸，当跟腱之前缘处取穴。

取穴时，患者应正坐或者仰卧。复溜穴位于人体的小腿里侧，脚踝内侧中央上二指宽处，胫骨与跟腱间。

复溜穴的特异性

五输穴之经穴，五行属金。

复溜穴的刺灸法

刺法：直刺0.8～1寸，局部酸胀，有麻电感向足底放散。
灸法：艾炷灸或温针灸3～5壮，艾条温灸5～10分钟。

穴位下为皮肤、皮下组织、趾长屈肌、胫骨后肌。皮肤由隐神经的小腿内侧支分布。隐神经是股神经中最长的一支。该神经自股三角内下降，经其尖进入股管。在该管的下端，与膝最上动脉共同穿股收肌腱板，离开该管；继在膝内侧缝匠肌和股薄肌之间，穿深筋膜，伴大隐静脉下降至小腿内侧，至小腿下1/3处，分为二支：一支继续沿胫骨内侧缘下降至内踝；另一支经内踝的前面，下降至足的内侧缘。隐神经可与腓浅神经的足背内皮神经结合。上述的趾长屈肌和胫骨后肌等由胫神经的肌支支配。

①泌尿生殖系统疾病：肾炎，睾丸炎，尿路感染；
②精神神经系统疾病：小儿麻痹后遗症，脊髓炎；
③其它：功能性子宫出血，腹膜炎，痔疮，腰肌劳损。
④每天揉按3～5次，每次2～3分钟，以产生酸胀感为宜。即可相当于服用一天六味地黄丸的效果。
⑤治疗失眠：肾水不足，内火亢盛，针刺或按压均可。

委中穴

委中穴是人体穴位之一，委中穴位置位于人体的腘横纹中点，当股二头肌腱与半腱肌肌腱的中间；委中穴在腘窝正中，有腘筋膜，在腓肠肌内、外头之间；布有腘动、静脉；有股后皮神经、胫神经分布。按摩委中穴可提高性欲、丰胸美乳、治疗膝盖疼痛、腹痛、小便不利、遗尿、丹毒等。委中穴位的位置具体在人体哪里呢，怎么找？本文图解委中穴位位置图和具体按摩手法。

委中穴名解

委中：委，堆积也；中，指穴内气血所在为天人地三部的中部也。该穴名意指膀胱经的湿热水气在此聚集。本穴物质为膀胱经膝下部各穴上行的水湿之气，为吸热后的上行之气，在本穴为聚集之状，故名。

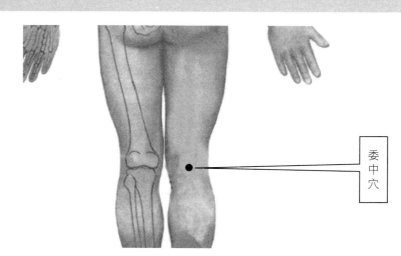

委中穴

● 委中穴的功能特性

穴 经 属：足太阳膀胱经；

气血特征：气血物质为湿热水气，亦即是血的气态物；

运行规律：大部分散热冷降后归于此部，小部分吸热后上行委阳穴；

穴 　 义：膀胱经的湿热水气在此聚集。

委中穴自助按摩法

两腿上的委中穴各按50次，站起来以后，就能感觉非常轻松了，压力就完全消失掉了。

按摩委中穴的手法

俗话说"腰背疼痛最难当，起步艰难步失常"。腰酸背痛作为一种常见的亚健康形式，严重影响着人们的生活质量，尤其是老年人患腰背疼痛，更是痛苦难堪。发作时不妨按摩一下委中穴，腰背疼的症状就会缓解。

委中穴是治疗腰背疼痛的要穴。中医认为，委中穴具有舒筋通络、散瘀活血、清热解毒之功效。刺激委中穴可用于治疗腰脊强痛、股膝挛痛、风湿痹痛、小便不利以及头痛身热、呕吐泄泻、咽喉疼痛等病症。

按摩的具体方法如下：

❶ 用两手拇指端按压两侧委中穴，力度以稍感酸痛为宜，一压一松为1次，连做10~20次。

❷ 两手握空拳，用拳背有节奏地叩击该穴，连做20~40次。

❸ 用两手拇指指端置于两侧委中穴处，顺、逆时针方向各揉10次。

❹ 摩手至热，用两手掌面上下来回擦本穴，连做30次。

此外，膀胱经最活跃的时候为下午3~5点，在这段时间刺激委中效果更好。

除委中穴外，承山穴和昆仑穴也是治疗腰背疼痛的常用穴位，进行正确地按摩，也能很好地解除腰背的酸痛。

按摩委中穴位的作用

❶ 消化系统疾病：治疗腹痛、急性吐泻、急性胃肠炎、肠炎、腹痛等；

❷ 泌尿生殖系统疾病：治疗小便不利、遗尿、尿潴留等；

❸ 精神神经系统疾病：治疗坐骨神经痛、脑血管病后遗症、癫痫等；

❹ 皮肤科系统疾病：治疗丹毒、湿疹、风疹、荨麻疹、牛皮癣、疔疮等；

❺ 运动系统疾病：治疗下肢痿痹、腰背痛、风湿性膝关节炎、腓肠肌痉挛、小腿抽筋、脖子酸痛、臀部疼痛、膝盖疼痛等；

❻ 其它：提高性欲、丰胸美乳等。

在腘窝正中，有腘筋膜，在腓肠肌内、外头之间；布有腘动、静脉；有股后皮神经、胫神经分布。

委中穴的针刺法

直刺0.5～1寸，局部酸麻胀重，有麻电感向足部放散。

委中穴的艾灸法

艾炷灸或温针灸5～7壮，艾条温灸10～15分钟。

● 温馨提示

对于体质素虚、精血不足、病久体衰、孕妇、贫血、一切虚脱之症和习惯性流产、失血、易于出血的患者禁用。

委中穴的养生作用

膝盖后方的穴道主导生殖器官的神经延伸到这里，用手指轻轻抚压穴位，能提高女性的性亢奋度，同时对缓和紧张情绪引起的性欲下降特别有效。

主治疾病

❶ 腰背痛、下肢痿痹等腰及下肢病证；

❷ 腹痛，急性吐泻；

❸ 小便不利，遗尿；

❹ 丹毒。

委中穴的临床运用

急性腰痛

现代常用于治疗急性胃肠炎、中暑、腰背痛、急性腰扭伤等。

主治腰痛：配肾俞、阳陵泉、腰阳关、志室、太溪。

主治便血：配长强、次髎、上巨虚、承山主治便血。

委中穴的穴道治疗

委中穴治疗腰背疼

腰酸背痛作为一种常见的亚健康形式，严重影响着人们的生活质量，尤其是老年人患腰背疼痛，更是痛苦难堪。发作时按摩一下委中穴，腰背疼的症状就会缓解。

委中穴的医学特色

委中穴，又名郄中，是针灸四大要穴之一，又为足太阳膀胱经之合穴，足太阳经为少气多血之经，是刺血较为理想的穴位，故《针灸大成》称为血郄。

古有"腰背委中求"之语，出自《四总穴歌》，初录于明代针灸学家徐风编著的《针灸大全》，"腰背委中求"是指凡腰背部病症都可取委中治疗；此穴具有舒筋通络、散瘀活血、清热解毒等作用，故马丹阳用于治疗鹤膝风；杨继洲用于治疗丹毒、痈疽；《医宗金鉴》又用于治疗流注。委中穴可疏通太阳经气，泄脏腑之里热，刺络出血可治伤暑、霍乱、吐泻；清热泻火、引火下行、凉血止血而止鼻衄。点刺拔罐出血；又能泄血分之热邪，清热利湿除风疹；疏阳邪火毒，除血分积热，解毒祛痰疗疔疮、且能舒筋活血解痹痛。此外，临床上还常用于治疗下肢痿弱、偏枯、酸楚、肿痛，小腿拘急痉挛等症。

急性腰扭伤所致的腰痛，常为跌仆、闪挫，损伤筋脉所致，气血凝滞不通而作痛。刺委中血郡浮络出血治疗急性腰痛，早在《内经》就有记载。《素问·刺腰痛》篇曰："足太阳脉令人腰痛，引项脊民背如重状，刺其郄中太阳正经出血"，此后《千金》、《外台》、《铜人》、《大全》、《大成》直到《金鉴》，皆言委中主治腰痛。如《席弘赋》云："委中专治腰间痛"、《灵光赋》也云："五般腰痛委中安"等。

委中为膀胱经之合穴，考膀胱经脉从头至足，其中直行经脉夹行脊柱两侧，直达腰部，沿脊内深入内腔联络肾脏入属膀胱，复从腰部分出，夹脊柱穿过臀部直下膝窝之腘窝中。另一支经过肩胛夹脊柱下行过髀枢部；沿大腿外侧后缘下行，与前支会合于委中穴。委中穴位于两条支脉的相合处，有疏调经气，达到通则不痛、强腰健膝的作用。故根据"经脉所过，主治所及"的循经取穴规律，这就决定了其治疗急性腰痛等病症的功能。

从解剖学来看，委中穴布有股后皮神经，深层有胫神经和腘动脉、腘静脉，刺激本穴针感通过感受器及传入神经，引起中脑中缝核对丘脑束旁核痛敏细胞放电的影响，及内啡肽的释放，从而提示痛阈和耐痛阈，有较好的镇痛作用。

取刺委中穴主要是用于治疗由于跌仆损伤等原因所致的急性腰痛。若因房劳过度、肾虚亏损所致的腰痛绵绵，隐隐作痛等肾虚腰痛，治当补肾培元，不宜点刺本穴，出血更虚其脉，正如《类经图翼》所说："虚者不宜刺，慎之。"

● 温馨提示

　　委中穴的委中刺血纯属泻法，临床应用治分虚实寒热，实热证宜取，虚寒证当忌。操作必须熟练轻巧恰到好处。体位多取俯卧位，对于急性腰扭伤或下肢疔毒瘀血疼痛较剧者，或采用站立位。

　　委中刺血法放血量应视病情而定，一般1～5毫升，色浓紫者以转红为度。若出血太多或本为血虚之体，可导致气随血脱。另外，误伤腘动脉或腘静脉引起血肿，易致感染，实为针家之戒，临床上不可貌然，对于体质素虚、精血不足、病久体衰、孕妇、贫血、一切虚脱之症和习惯性流产、失血、易于出血的病人禁用。

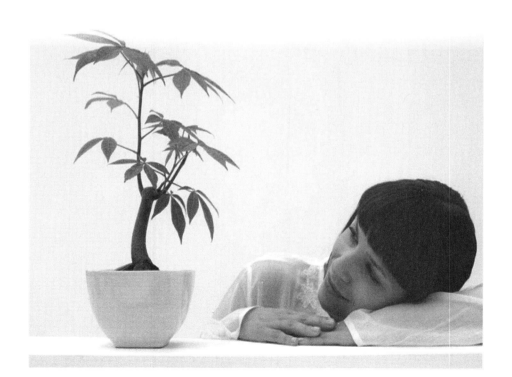

阴陵泉穴

阴陵泉穴位于小腿内侧，膝下胫骨内侧凹陷中，与阳陵泉相对（或当胫骨内侧髁后下方凹陷处）。主治腹胀，泄泻，水肿，黄疸，小便不利或失禁，膝痛。配伍肝俞、至阳治黄疸；阴陵泉透阳陵泉治膝痛。阴陵泉穴位的位置具体在人体哪里呢，怎么找？本文图阴陵泉穴位置图和具体按摩手法。

阴陵泉名解

阴陵泉。阴，水也；陵，土丘也；泉，水泉穴也。该穴名意指脾经地部流行的经水及脾土物质混合物在本穴聚合堆积。本穴物质为地机穴流来的泥水混合物，因本穴位处肉之陷处，泥水混合物在本穴沉积，水液溢出，脾土物质沉积为地之下部翻扣的土丘之状，故名。阴陵名意同阴陵泉。

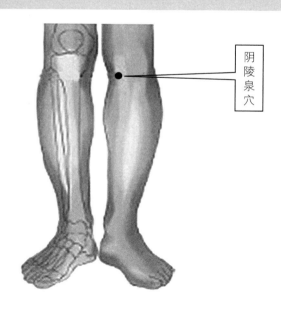

阴陵泉穴

按摩阴陵泉穴位的作用

❶ 治疗晕眩、腹水、腹痛、腹胀、腹泻、食欲不振、黄疸、腰腿痛、尿闭、尿失禁、遗精、阳痿、月经不调、痛经、附件炎等；

❷ 修饰曲线，恢复窈窕、促进肠胃功能的恢复、促进代谢等；

❸ 用点揉法（用力点下去，然后开始揉它。一次不要按揉的时间太久……有健脾益气、利湿的作用）；

❹ 清利湿热，健脾理气，益肾调经，通经活络。

阴陵泉穴的刺灸方法

刺法：1.直刺1～2寸，局部酸胀，针感可向下扩散；
2.消肿利水可用子午捣臼法。

阴陵泉穴日常按摩

拇指指端放于阴陵泉穴处，先顺时针方向按揉2分钟，再点按半分钟，以酸胀为度。

阴陵泉穴穴位配伍

❶ 配三阴交，有温中运脾的作用，主治腹寒；
❷ 配水分，有利尿行消肿的作用，主治水肿。

穴位解剖

穴下为皮肤、皮下组织、缝匠肌（腱）、半膜肌及半腱肌（腱）、肌。皮肤由隐神经分布。皮下组织内除隐神经之外，还有与神经伴行的大隐静脉。该静脉正行于该穴的皮下，针刺应注意避开。针穿小腿深筋膜，经胫骨粗隆内侧的缝匠肌、半膜肌及半腱肌等各肌附着处的肌腱，向后经胫骨内侧缘进入腘肌。以上诸肌由股神经、坐骨神经等支配。膝下内动脉，发自腘动脉，向内下方，经胫侧副韧带和胫骨内侧髁之间，参加膝关节网，并发支营养胫骨及附近肌腱。

主治疾病

① 泌尿生殖系统疾病：遗尿，尿潴留，尿失禁，尿路感染，肾炎，遗精，阳痿；

② 消化系统疾病：腹膜炎，消化不良，腹水，肠炎，痢疾；

③ 妇产科系统疾病：阴道炎，月经不调；

④ 其它：失眠，膝关节炎，下肢麻痹。该穴为人体足太阴脾经上的重要穴道之一，在众多疾病治疗时应用非常的广，有关此穴道的治病疗法有：穴道疗法治疗膝盖疼痛、治疗糖尿病等。

古代记述：腹中寒，腹中气胀，洞泄不化，不嗜食，肠中切痛，胁下满，水肿，腹坚，小便不利或失禁，寒热，阴痛，遗精，霍乱，足痹痛，鹤膝风，腰腿膝痛，脚气水肿，疝瘕。

近人报道：肾炎，尿闭，腹水，肠炎，黄疸。

阴陵泉穴方例

① 失禁遗尿不自知：阴陵泉、阳陵泉。

② 腹寒：阴陵泉、三阴交。

③ 水肿盈脐：阴陵、水分。

④ 霍乱：阴陵，承山、解溪、太白。

⑤ 癃闭腹水：阴陵泉、水分、中极、足三里、三阴交。

⑥ 黄疸：阴陵泉、三阴交、日月、至阳、胆俞、阳纲。

阴陵泉穴的应用

临床运用：现代常用于治疗急慢性肠炎、细菌性痢疾、尿潴留、尿失禁、尿路感染、阴道炎、膝关节及周围软组织疾患。配足三里、上巨虚主治腹胀、腹泻；配中极、膀胱俞、三阴交主治小便不利。

按摩阴陵泉穴治"尿不净"

慢性前列腺炎是中老年人常见病，常表现为小便不畅，即解小便时，需等待一会儿，才能慢慢解出。有时伴有尿不净，需再等一会儿，才能解净。按摩阴陵泉穴位可使患者解小便自如，而且对肛门松弛的治疗也有效。

阴陵泉穴位在胫骨内上髁下缘，胫骨内侧缘凹陷处（将大腿弯曲90°膝盖内侧凹陷处）。每次按摩100～160下，每日早晚按摩一次，两腿都需按摩，一般按摩两周见效。

阴陵泉穴位注射新斯的明治疗产后尿潴留临床观察36例

目的： 观察穴位注射新斯的明治疗产后及剖官产后尿潴留的疗效。方法实验组36例，对产后及剖官产后尿潴留的产妇进行阴陵泉穴位注射新斯的明治疗；对照组36例，肌内注射新斯的明，加理疗及诱导排尿。结果实验组1次单侧注射成功34例，两侧注射成功2例，有效率达100%。结论阴陵泉穴位注射新斯的明治疗产后尿潴留方法简便，经济有效，值得临床推广应用。

阴陵泉穴治疗肩痛

向阳陵泉透刺，同时活动肢体。左取右，右取左。（多于对侧阴陵泉下1寸处有明显压痛。）

现代研究

有关实验研究表明，针刺阴陵泉穴对大脑皮层功能有调节作用。强刺激多引起抑制过程；弱刺激则半数引起兴奋，半数引起抑制。对健康人弱刺激，多数引起兴奋过程；而强刺激影响较小。对于降结肠及直肠不蠕动或蠕动很弱者，针刺阴陵泉穴可使之蠕动增强。针刺急性菌痢患者的阴陵泉配外陵穴，凝集素平均效价值最高并且增长最快。阴陵泉穴有调节膀胱张力的作用。

电针正常人阴陵泉穴的脑fMRI研究

王伟通过功能磁共振成像(fMRI)研究电针右侧阴陵泉和口面部非穴位点时诱发的脑活动区，比较其异同，推测阴陵泉特异性激活区，探讨与临床疗效的相关性。资料与方法采用组块刺激模式，电针右利手健康志愿者的右侧阴陵泉(5名)和面部非穴位点(5名)，对全脑行平面回波血氧水平依赖功能磁共振成像(BOLDfM-RI)和高分辨率三维T1解剖像，用SPM2软件进行统计学预处理，然后将统计参数图叠加到三维解剖图像。结果阴陵泉组5名受试者统计学分析后实验显示不同脑区信号升高和/或降低；信号增高见于右枕叶、右海马、双侧第二躯体感觉区、左顶上小叶；信号降低见于双侧颞下回和右楔前叶；信号呈双向变化见于双侧前额叶。面部非穴位组5名显示的脑激活区与之较相似，其中信号增高区域见于双侧中央后回、双侧前额叶、双侧颞上回、双侧岛叶和右枕叶；信号降低区域见于双侧前额叶、双侧枕叶、楔前叶和左顶上小叶。结论电针阴陵泉未见明显特异性脑活动，大脑在针灸阴陵泉促进排尿的临床实践中的作用较局限。

文献摘要

《千金方》：阴陵泉、关元，主寒热不节，肾病不可俯仰，气癃尿黄；阴陵泉、阳陵泉，主失禁遗尿不自知；阴陵泉、隐白，主胸中热，暴泄。

《百症赋》：阴陵、水分，去水肿之脐盈。

《针灸大成》：霍乱，阴陵泉、承山、解溪、太白。

《甲乙经》："妇人阴中痛，少腹坚急痛，阴陵泉主之。"

《杂病穴法歌》："心胸痞满阴陵泉，"；"小便不通阴陵泉"。

位置：膝盖内侧横纹向上，会摸到一个突起的骨头，顺着骨头的下方和内侧摸，会摸到一个凹陷的地方，这里就是阴陵泉所在位置。

血海穴

血海穴是人体穴位之一，位于膝盖上方。对其按摩或针灸可治疗痛经、荨麻疹、产妇酸痛等症，女士午饭前按摩还可帮助祛除面部雀斑。血海穴位的位置具体在人体哪里呢，怎么找？本文图解血海穴位位置图和具体按摩手法。

血海穴名解

血海。血，受热变成的红色液体也；海，大也。该穴名意指本穴为脾经所生之血的聚集之处。本穴物质为阴陵泉穴外流水液气化上行的水湿之气，为较高温度较高浓度的水湿之气，在本穴为聚集之状，气血物质充斥的范围巨大如海，故名。

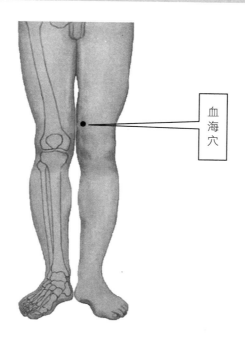

血海穴

按摩血海穴位的手法 每天上午的9～11点，做一次舒舒服服的按揉吧。这个时辰是脾经经气运行最旺盛的时候，人体的阳气也正处于上升趋势，所以直接进行按揉就好了。每一侧3分钟，要掌握好力道，不宜大力，只要能感觉到穴位有微微的酸胀感即可。

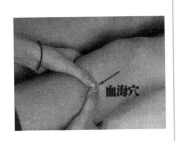

血海穴

按摩血海穴位的作用

❶ 缓解治疗生理不顺、月经不调、经闭、痛经、崩漏、功能性子宫出血、带下、产后恶露不尽、睾丸炎、小便淋涩、气逆、腹胀、便溏、腹泻、体倦无力、腹痛等。

❷ 缓解治疗膝盖疼痛、股内侧痛、膝关节疼痛等。

❸ 缓解治疗贫血、风疹、瘾疹、湿疹、皮肤瘙痒、神经性皮炎、丹毒、雀斑等。

❹ 缓解治疗更年期障碍（更年期综合征），瘦腿、补血养肝、滋润皮肤等。

血海穴刺法

直刺0.8～1寸，局部酸胀，可向髌部放散。

血海穴灸法

艾炷灸或温针灸5～7壮，艾条灸10～20分钟。

血海穴穴位配伍

❶ 配三阴交穴治月经不调；

❷ 配曲池穴治瘾疹。

局部解剖

在股骨内上髁上缘，股内侧肌中间；有股动、静脉肌支；布有股前皮神经及股神经肌支。

穴下为皮肤、皮下组织、股四头肌内侧肌（股内侧肌）。皮肤由股前皮神经分布。皮下筋膜内脂肪较厚，有隐神经和大隐静脉行经。

大腿前面阔筋膜内脂肪较厚，有隐神经和大隐静脉行经。大腿前面阔筋膜内纤维组织较外侧薄弱。针由皮肤、皮下筋膜穿大腿阔筋膜，进入股神经支配的股内侧肌。膝上内动脉起于腘动脉，在股骨内上髁上方紧贴骨内面深进，经半腱肌、半膜肌，大收肌腱与股骨骨面之间至膝关节前面，参加膝关节网。

主治病症

月经不调，经闭，痛经，崩漏，功能性子宫出血、带下，产后恶露不尽，贫血；睾丸炎，小便淋涩；气逆，腹胀；风疹，瘾疹，湿疹、皮肤瘙痒、神经性皮炎，丹毒；股内侧痛，膝关节疼痛；腹痛，体倦无力，便溏腹泻等。

痛经

选穴 血海穴

每月一次的生理痛真是非常难受，按压血海穴能够缓解这种小腹疼痛。

位置 坐在椅子上，将腿绷直，在膝盖内侧会出现一个凹陷的地方，在凹陷的上方有一块隆起的肌肉，肌肉的顶端就是血海穴。

要点 两个大拇指重叠按压这个穴位，痛经的时候通常左腿也会一起痛，多刺激左腿。要是在腰上放一个暖水袋效果会更好。

肝血虚

很多人看会书和电视就觉得眼睛酸胀，干涩不舒服，有的还会出现手脚麻木现象，往往不被引起重视，其实这是肝血虚的症状。为什么呢？《内经》云："肝受血而能视，足受血而能步，掌受血而能握，指受血而能摄"，肝开窍于目，在液为泪，在体为筋，所以肝血虚了就不能营养眼睛和筋脉，就会出现眼睛酸胀、视物不清、手脚麻木的症状，当出现这些情况时，可选用血海和足三里穴来补足肝血。

血海穴，血这里指脾血，海，指脾经所生之血在此聚集，气血物质充斥的范围巨大如海，故名。该穴有化血为气，运化脾血之功能，为人体足太阴脾经上的重要穴道之一。取该穴时应屈膝，在大腿内侧，髌底内侧端上2寸，当股四头肌内侧头的隆起处。或患者屈膝，医者以左手掌心按于患者右膝髌骨上缘，二至五指向上伸直，拇指约呈45度斜置，拇指尖下是穴。最好每天9～11点在脾经经气最旺盛时按揉该穴，每侧按揉3分钟，以酸胀为度。

足三里。足，指穴所在部位为足部，别于手三里穴之名也。本穴有强壮作用，为保健要穴。是人体两个长寿穴之一，足三里穴位于外膝眼下10厘米，用自己的掌心盖住自己的膝盖骨，五指朝下，中指尽处便是此穴。足三里穴是胃经的要穴。胃是人体的一个"给养仓库"，胃部的食物只有及时地消化、分解、吸收，人体的其他器脏才可以得到充足的养分，人才能身体健康，精力充沛。所以，胃部消化情况的好坏，对人们来说极为重要。而足三里穴则能担此重任。该穴艾灸效果最好，有"常灸足三里，胜吃老母鸡"之说，艾灸或用手指按压此穴，不但能补脾健胃，促使饮食尽快消化吸收，增强人体免疫功能，扶正祛邪，而且还能消除疲劳，恢复体力，使人精神焕发，青春常驻。如果能每月用艾灸此穴10次，每天1次，每次15分钟，便可使人长寿。若家中无艾或不便艾灸，可以指关节按压足三里穴，亦可达到同等效果。

产妇酸痛

产后的妇女特别容易出现各种酸痛，由于产妇在生产过程中需要消耗大量的体力，身体状况本来就比一般人虚弱，再加上医院里的冷气较强，如果疏忽了保暖，风寒便会趁虚而入，而一旦出现了各种酸痛时，又该如何帮妈妈们减缓疼痛呢？请看以下提供的各项绝招。

按压的手法：以手指的指腹部位按压，切勿以手指甲按压，以免抓伤产妇。通常最常采用食指、中指、无名指三根手指头。

按压的时间：每天固定一个时间进行，一个穴点每次按压以10次为原则。

妇女产后身体各部位发生疼痛的原因，不外乎是因为身体出现血虚、血瘀、肾虚、风寒四种现象。

外在表征：患者容易有关节疼痛、酸痛、有麻木感、面色苍白、头昏、心悸、怕冷、气短乏力、脉搏细弱的情形。

按压穴道：血海穴。

按摩位置：屈膝，在髌股内侧上缘上2寸（三只手指头宽）、股四头肌内侧隆起处取穴。

美容按摩

血海穴是生血和活血化淤的要穴，位置很好找，用掌心盖住膝盖骨(右掌按左膝，左掌按右膝)，五指朝上，手掌自然张开，大拇指端下面便是此穴。

午饭前按摩膝盖上的血海穴，有利于祛除脸上的雀斑。每天坚持点揉两侧血海穴3分钟，力量不宜太大，能感到穴位处有酸胀感即可，要以轻柔为原则。

血海穴临床应用

治疗功效

① 治疮疡：本穴可以清血利湿，治血液中血浊血毒血热引起的疮疡。

② 治血疾病：统治凡与血液循环有关的疾病。

③ 治皮肤痒：血虚、血躁，血稠引起的皮肤痒，用拍穴法。

④ 治荨麻疹：风寒外侵肌表引发一连串皮肤丘疹，用拍穴法。

⑤ 脱发秃头：本穴可促进血液循环，改善毛囊微循环，使发易长少油不脱落。

⑥ 治膝盖痛：如退化性关节炎、风湿性膝关节炎，多与风湿有关，中医认为，治风先治血，血行风自灭，此穴可以祛风清热、疏筋活血与阳陵泉穴同按效果更好。

⑦ 治月经不顺：包括月经有血块、经期提早或延后、血崩、经血淋沥不断、闭经、痛经。

⑧ 腹股沟湿疹：病因多为湿热下注，本穴可利湿清热。

⑨ 治疗阴囊湿疹和股癣：采用放血疗法，配合拔罐。

文献摘要

① 《针灸甲乙经》：若血闭不通，逆气胀，血海主之。

② 《针灸大成》：暴崩不止，血海主之。

③ 《类经图翼》：主带下，逆气，腹胀。

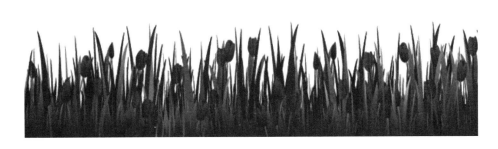

浮郄穴

浮郄穴在腘横纹外侧端，委阳上1寸，股二头肌腱的内侧，浮郄穴隶属足太阳膀胱经穴位。按摩浮郄穴有治疗急性胃肠炎、便秘、麻木等作用。浮郄穴位的位置具体在人体哪里呢，怎么找？本文图解浮郄穴位位置图和具体按摩手法。

浮郄穴名解

浮，阳也、气也；郄，孔隙也。浮郄名意指膀胱经经气在此各至天之天部。本穴物质为委阳穴传来的水湿之气，至本穴后因吸热而上至天之天部，但因膀胱经气血性本寒湿，即使吸热其所上行天之天部的气态物也少，如从孔隙中上行一般，故名浮郄。

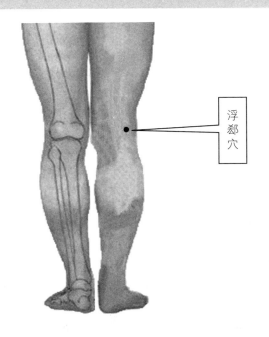

浮郄穴

● 浮郄穴的功能特性

穴　　义：膀胱经经气在此升至天之天部。

气血特征：气血物质为天部之气。

运行规律：循膀胱经上行并散热冷降。

功能作用：清热降温。

治　　法：寒则补而灸之，热则泻针出气或水针。

按摩浮郄穴位的作用

缓解治疗急性胃肠炎、便秘、麻木、股腘部疼痛等。

浮郄穴的功效

清热降温、舒筋通络。

针刺浮郄穴的方法

浮郄穴直刺0.5～1寸，局部酸胀，有麻电感向小腿放散。

艾灸浮郄穴的方法

浮郄穴艾条温灸10～15分钟，浮郄穴艾炷灸或温针灸5～7壮。

　　在股二头肌键内侧；有膝上外侧动、静脉；布有股后皮神经，正当腓总神经处。

　　便秘，股腘部疼痛，麻木。

浮郄穴位配伍

❶ 配承山穴治疗下肢痿痹；

❷配尺泽穴、上巨虚穴治疗急性胃肠炎；

❸配承山穴、昆仑穴治疗臀股麻木、小腿挛急。

治疗便秘的穴位

主要穴位：天枢穴、大肠俞穴、上巨虚穴、支沟穴。

❶治疗气秘者配中脘穴、太冲穴；

❷治疗虚秘者配脾俞穴、气海穴；

❸治疗冷秘者配神阙穴、关元穴；

❹治疗热秘者配合谷穴、曲池穴。

急性胃肠炎的治疗

急性肠胃炎救护措施：急性单纯性胃炎病因简单，治疗起来不复杂，只要按下列措施进行救护，很快恢复正常。

1.去除病因，卧床休息，停止一切对胃有刺激的饮食和药物。酌情短期禁食，然后给予易消化的清淡的少渣的流质饮食，利于胃的休息和损伤的愈合。

2.鼓励饮水，由于呕吐腹泻失水过多，病人尽可能多饮水，补充丢失水分。以糖盐水为好（白开水中加少量糖和盐而成）。不要饮含糖多的饮料，以免产酸过多加重腹痛。呕吐频繁的病人可在一次呕吐完毕后少量饮水（50毫升左右），多次饮入不至于呕出。

3.止痛。应用颠茄片、阿托品、654-2等药均可。还可局部热敷腹部止痛（有胃出血者勿用）。

4.伴腹泻、发烧者可适当应用黄连素、氟哌酸等抗菌药物。病情较轻者一般不用，以免加重对胃的刺激。

5.呕吐腹泻严重，脱水明显，应及时送医院静脉输液治疗，一般1～2天恢复。

6.预防为主，节制饮酒，勿暴饮暴食，慎用或不用易损伤胃黏膜的药物。急性单纯性胃炎要及时治疗，愈后防止复发，以免转为慢性胃炎，迁延不愈。

委阳穴

委阳穴位于人体的腘横纹外侧端，当股二头肌腱的内侧。按摩委阳穴有治疗腰脊强痛、腹满、小便不利等。委阳穴位的位置具体在人体哪里呢，怎么找？本文图解委阳穴位位置图和具体按摩手法。

委阳穴名解

委阳。委，堆积也；阳，阳气也。委阳穴名意指膀胱经的天部阳气在此聚集。本穴物质为委中穴传来的水湿之气，至本穴后因吸热而化为天部阳气，阳气在本穴为聚集之状，故名委阳。

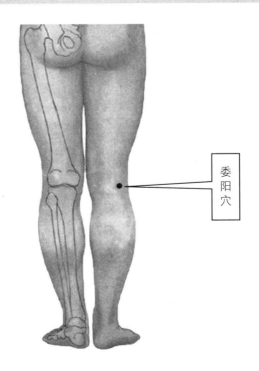

委
阳
穴

● 委阳穴的功能特性

穴　　义：膀胱经的天部阳气在此聚集。

气血特征：气血物质为天部的阳气，富含水湿。

运行规律：不断地吸热并循膀胱经传于浮郄穴。

功能作用：益气补阳。

治　　法：寒则先泻后补或补之灸之，热则泻之。

按摩委阳穴位的作用

缓解治疗腰脊强痛、腹满、小便不利、腿足挛痛等。

针刺委阳穴的方法

委阳穴直刺0.5~1寸，局部酸胀，可向大腿及小腿放散。

艾灸委阳穴的方法

委阳穴艾条温灸10～15分钟，委阳穴艾炷灸或温针灸5～7壮。

委阳穴的功效

益气补阳、通利三焦、舒筋活络。

委阳穴位配伍

配三焦俞穴、肾俞穴治疗小便不利；配殷门穴、太白穴治疗腰痛不可俯仰。

1.腹满，水肿，小便不利。

2.腰脊强痛，下肢挛痛。

第三章

百病从腿养

腿疗治便秘

引起人们便秘的原因各不相同，我们可以根据每个人导致便秘的不同原因来采取有效的治疗措施。腿疗就是采取清热、行气、润肠等方法来达到排毒通便的目的，且经过临床验证，取得了满意的疗效，对于功能性便秘有时可以代替通便药，而且是良性循环，不会有依赖性。

1.清热润肠、泻火通便法

适应症

患者出现大便干结，腹胀腹痛，面红心烦，或有身热、小便短赤、舌红、苔黄燥的症状。

此为中医所说的热秘。是由于燥热内结，热灼伤阴，津液大伤，肠道燥热伤津而便秘，这种便秘多见于青壮年，为实证。

腿浴药物

大黄、芦荟、番泻叶、麻子仁、郁李仁。

腿疗穴位

足三里、上巨虚、下巨虚、承山。每个穴位按摩2～3分钟，每天按摩1～2次。

对于热秘的治疗，首先要攻击热邪，泻火而通便，通便同时要注意滋阴润肠，攻补兼施。

腿浴药物

选用大黄、芦荟、番泻叶泻火通便，用麻子仁、郁李仁等药物润肠通便。

穴位

用足三里、上巨虚、下巨虚、承山等。先说一下足三里、上巨虚、下巨虚这一组穴位，研究证明刺激这3个穴位可以显著增强胃肠蠕动，从而直接促进排便。这3个穴位都属于足阳明胃经，都在胫骨前缘旁开一横指这条线上，足三里在外膝眼下3寸，上巨虚在足三里下3寸，下巨虚在上巨虚下3寸。《灵枢·邪气脏腑病形》中"合治内府"的理论提到"胃合于三里，大肠合人于巨虚上廉，小肠合人于巨虚下廉"，这3个穴作为胃、大小肠的下合穴，与胃肠功能密切相关，所以用它们来治疗便秘非常有效。

2.补气养血行滞法

适应症	虽有便意，但排便困难，用力努挣则汗出气短，便后乏力，肢倦懒言，舌淡苔白，脉弱。

此为中医所说的虚证便秘。是由于身体机能下降，脾肾阳虚，加上气血亏虚，大肠传动无力，糟粕停留而致。多见于中老年人。

腿浴药物	生黄芪、肉苁蓉、巴戟天、仙灵脾、当归、枳实、砂仁。

2000年版《中华人民共和国药典》中记载，肉苁蓉"补肾阳，益精血，润畅通便"。用于腰膝酸软，筋骨无力，肠燥便秘。肉苁蓉为养血通便的良药。

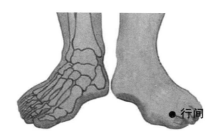

●行间

行间在第1趾、第2趾之间，意思是气行于两趾之间，气得行而通，滞得行而解。按摩行间穴可以达到理气通滞的作用，气推动大肠传导，缓解便秘。

●家用小妙招

给大家介绍一个在家就可以操作的简单方法，用于各种习惯性便秘的防治。取香蕉皮200克、桃仁或杏仁或麻子仁30克。将以上药物放入锅中，加水适量，煎煮30分钟，去渣取汁，与开水同入泡足桶中，先熏蒸后泡足。熏蒸水的温度应在90℃左右，但要防止烫伤，待水温下降至40℃左右时，再将双腿浸泡水中。同时配合按摩揉搓足心。每天一次，每次30分钟左右。

●温馨提示

（1）泡脚时间不宜太长，一般为半个小时。

（2）最好用有一定高度的木桶，使水深浸没至小腿。

（3）注意平时要养成良好的定时排便规律。

腿疗治高血压病

虽然中医学没有直接叙述高血压病，但对于其发病和治疗是有很多论述的，也积累了很多的经验。经过现代研究，近年来提出了不少"降压中药"和"降压穴"，针对造成高血压的痰、火、虚、瘀等发病因素，腿疗即是通过药物外用和穴位刺激，以一种自然疗法达到泻火祛痰、补虚和络的目的，轻松降血压，还你一个健康的生活。腿疗对防治高血压病的作用有两点是非常重要的。第一，控制临界高血压；第二，可减少高血压病患者的服药量。

1.平肝泻火降压法

中医认为，造成高血压很大程度上是由于肝阳上亢造成，所以中老年人、经常喝酒的人，以及平时脾气不好的人往往为高血压病的高发人群。

适应症	患者出现眩晕耳鸣，头目胀痛，面红目赤，急躁易怒，腰膝酸软，头重脚轻的症状，此型中医属于肝阳上亢。
腿浴药物	钩藤30克、蒺藜50克、夏枯草40克、络石藤40克、地骨皮30克。
腿疗穴位	太冲、太溪、水泉。每穴按摩2～3分钟，每日按摩1～2次。

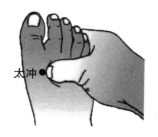
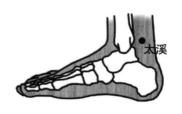

对于这类高血压病患者，治疗应平肝潜阳，在腿疗中我们选取了钩藤、蒺藜、夏枯草、络石藤、地骨皮等药物，穴位上我们主要选取足少阴肾经和足厥阴肝经的腧穴，太冲为平肝潜阳要穴，肾为先天之本，肾主水，通过刺激太溪、水泉、照海等水穴，有水滋养，火自灭，血压也会降下来。

2.滋阴通络降压法

造成高血压发病的原因有多种，可因虚致病，或痰浊夹热，走串经络，上扰清窍出现高血压的症状。

适应症	患者出现头晕耳鸣、面目浮肿、腰膝酸软、夜尿多、舌质嫩、脉沉细或弦细，此型属于阴阳两虚型高血压。或头痛头重、眩晕昏蒙、呕恶少食、时唾痰涎、舌苔白腻、脉弦滑，此型属于痰浊壅盛型高血压。
腿浴药物	枸杞子50克、女贞子50克、沙参60克、陈皮50克、胆南星50克、茯苓30克。
腿疗穴位	内庭、三阴交、地机、太溪、水泉、照海。每穴按摩2～3分钟，每日按摩1～2次。

对于此型的高血压，腿疗中就选取了枸杞子、女贞子、沙参、陈皮、胆南星、茯苓等药物，枸杞子在降压中有着重要作用，取内庭、三阴交、地机等穴，有滋阴之意。

腿浴方法

上药水煎去渣取液2500毫升左右，分为5份，每份再加清水3升左右，放入药浴桶内浸泡双下肢，每次30分钟左右，1天1～2次，每次间隔3～7小时，一份药液可用3天，15天为一疗程。注意每次药浴宜加入少量白酒（10毫升左右）。

药浴预期疗效

每次药浴对正常血压基本无影响，能使高血压患者收缩压下降约5～15毫米汞柱，维持3～24小时不等，平均6～8小时。一个疗程后，可考虑口服降压药减量或停服，2～3个疗程后口服降压药基本可完全停服。血压正常后，药浴治疗仍宜维持，一般1天1次，最少1周1次。

● 温馨提示

（1）I期高血压可单纯腿浴，早晚各1次，每次30分钟，温度40℃左右，对于未服用过降压药患者尤宜。

（2）继发性高血压腿浴亦可降压，但血压下降后维持时效较短，仅2～3小时。

（3）药浴温度要适度，如温度过高，血压有可能反而更高。

（4）Ⅲ期高血压合并有心衰或肾衰或偏瘫等病，以治疗并发症为主，降压为辅，本方宜调整。

●—— 家用小妙招 ——

按摩涌泉、足三里。晚上睡前，端坐，用两手拇指分别按摩两足底中心的涌泉，或者用左足跟搓右足的涌泉，用右足跟搓左足的涌泉，各按摩100次，按摩时只能搓向足趾方向，不可回搓。用双手分别揉按双侧的足三里，各100次，方向为顺时针。

● 温馨提示

有一个关键点要记住，那就是不能回搓！

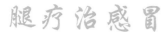

腿疗治感冒

> 通过腿部皮肤对药物的吸收再加上对穴位经络的疏通，可以极大地加强我们的治疗作用。它的治疗原理是根据感冒的症状来确定的。

1.辛温解表法

采用辛温解表的方法来发散风寒，就是要寒则热之，用火的温暖祛除寒冷。

适应症	畏寒、低热、无汗、头痛、身痛、流清涕、吐稀薄白色痰、苔薄白。
腿浴药物	麻黄50克、桂枝50克、防风40克、荆芥40克。
腿疗穴位	申脉。每次按摩2～3分钟，每日1～2次。

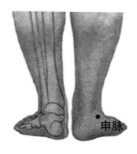

申脉

2.辛凉解表法

遵循热则寒之的原则，以水扑火，用辛凉解表的方法祛除风热之邪，邪去则病自愈。

适应症	不畏寒、发热重、痰液黏稠呈黄色、喉咙痛、便秘。
腿浴药物	金银花60克、连翘60克、大青叶50克。
腿疗穴位	内庭。每次按摩2~3分钟，每日1~2次。

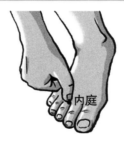

内庭位于足背第2、3趾间缝纹端，属足阳明胃经荥穴，《难经》说"荥主身热"，故内庭是泻热的要穴，常用于治疗风热感冒的咽痛、发热、扁桃体红肿等。

3.清暑驱邪法

对于暑湿之邪，我们要祛暑化湿，运用清热化湿之药。

适应症	除出现畏寒、发热外，还有食欲不振、头滞重、腹泻。

腿浴药物	"六一散"（滑石120克，甘草20克）。
腿疗穴位	金门。每次按摩2～3分钟，每日1～2次。

"六一散"为"金元四大家"之一的刘完素（别号刘河间）所创。成分为"滑石六两，甘草一两"，"滑石能解肌清热，滑窍行水而利湿，统治表里上下三焦。加入甘草泻火和中，便能清暑利湿"。一般每服9克（三钱），以凉开水调服效果最好。决定使用"六一散"的关键，应为小便赤黄短涩之症，如若小便清而长（无色而量多易排出）则不宜用。"六一散"被誉为"凡人之仙药"，可见其功效。

腿浴方法

上药水煎去渣取液2500毫升左右，分为5份，每份再加清水3升左右，放入药浴桶内，浸泡双下肢，每次30分钟左右，1天1～3次，每次间隔3～7小时，一份药液可用3天。注意每次药浴宜加入少量白酒（10毫升左右）。

—— 家用小妙招 ——

我们知道发汗以后往往感冒会好转，发汗以排邪，所以今天就教大家一个腿浴方法，达到发汗的目的。准备一盆热水，水温40℃～43℃（以人能忍受的温度为宜），可以在里面加一些姜丝或姜片，泡双脚和小腿，水稍凉马上续热水以保持温度。半小时到1小时后就浑身出汗，头冒热气，鼻塞自通，这时可擦脚上床睡觉。若感冒不好，第二天在睡前再泡一次即痊愈。另外，如果感冒初期刚有不适感的时候，可以每晚睡觉前搓脚心来预防感冒。

腿疗治失眠

　　造成失眠的原因主要是痰、火、血虚等，腿疗主要是通过药物腿浴和穴位按摩的方式达到泻火、化痰、补血的目的，从而改善睡眠。

1.泻火安神法

　　无论是痰火还是血虚阴虚，最后都导致心火过旺或偏旺，热扰心神而失眠。对于这种失眠治疗的首要目的就是要泻火安神，从而改善睡眠，效果是非常明显的。

适应症	常感心慌、胸闷、睡眠不佳、小便色黄、大便干结、舌尖红等，是心火旺的症状。
腿浴药物	栀子30克、黄芩30克、酸枣仁30克、远志30克、砂仁30克、合欢皮40克。
腿疗穴位	太冲、申脉、照海。每穴按摩2～3分钟，每天1～2次。

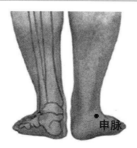

申脉

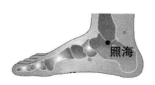

照海

对于这类失眠的治疗，申脉和照海这对穴，一个在外踝下凹陷，一个在内踝下凹陷。两个穴都是八脉交会穴，一个通阳跷，一个通阴跷，而中医认为跷脉的运行与睡眠有密切关系，所以按揉申脉、照海两穴可以交通阴阳，改善睡眠。

2.清热化痰法

引起失眠的原因是由于阴阳失调，阳盛阴衰，虚火扰动心神，或者是有痰。

适应症	胸膈满闷，咯黄稠痰或痰中带血，胸胁作痛，舌红，苔黄腻，脉滑数等，此因痰热引起。
腿浴药物	沙参60克、麦冬40克、栀子40克、半夏40克。
腿疗穴位	太溪、水泉、三阴交、内庭、丰隆。每穴按摩2～3分钟，每天1～2次。

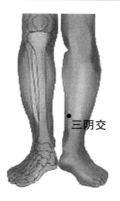

三阴交

这里我们着重说说三阴交。"三阴交"又称"承命"、"太阴"。三阴交位于小腿前内侧面的下部，当内踝上缘上3寸，胫骨内侧缘后方之凹陷中。三阴，足三阴经也。交，交会也。该穴名意指足部的三条阴经中气血物质在本穴交会。三条阴经气血也交会于此。本穴物质有脾经提供的脾土之气，肝经提供的肝风之气，肾经提供的肾水之气，故本穴的主治证与肝、脾、肾三脏和任脉的功能失调关系密切。所以三阴交可以滋阴潜阳，阴阳恢复平衡，自然失眠就改善了。

3.调补气血法

由于气血虚，心神失养，就有了虚烦不眠，通过调补气血，心神得到滋养，自然神安则寐。

适应症	面色萎黄，神疲气短，头晕眼花，四肢乏力，饮食减少，舌淡苔白，脉虚弱，中医称之为气血两虚。

腿浴药物	党参40克、白术40克、山药30克、丹参50克、当归30克。

"丹参"，始载于汉代的《神农本草经》。中医认为，丹参有活血通经、清心除烦、凉血等作用，可治各种血证，该药又被制成注射剂、滴丸等，用于心脑血管等病的治疗，均有较好疗效。

腿浴方法

上药水煎去渣取液2500毫升左右，分为5份，每份再加清水3升左右，倒入药浴桶内，浸泡双下肢，每次30分钟左右，1天1～2次，每次间隔3～7小时，1份药液可用3天，15天为1疗程。注意每次药浴宜加入少量白酒（10毫升左右）。

腿疗穴位	血海、阴陵泉、足三里。每次按摩2～3分钟，每天1～2次。

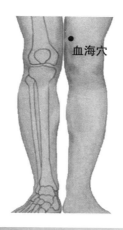

血海穴

● 温馨提示

（1）提供适宜的睡眠条件与环境。

（2）关于继发性失眠。许多疾病可以伴有失眠症状，如神经官能症、高血压、肿瘤、脑血管疾病、冠心病、肝病、甲亢等。这些疾病的某个阶段可以出现失眠症状，或疾病加重而影响睡眠，但疾病好转后，失眠症状可以减轻或消失。

（3）药浴疗法最佳时间为睡前1小时。

（4）常用安眠药物者宜逐渐减量直至完全停服。

（5）停用安眠药物后睡眠正常，药浴疗法仍应巩固治疗1周。

◦ 家用小妙招

　　剩茶泡腿法，既简单，又经济。通常都说茶有清热解毒、生津除烦、清心提神的作用，又怎么能防治失眠呢？茶叶，性苦、甘、凉，入心、肺、胃经。经几次浸泡后提神作用大减，清热除烦之功仍存。每次喝完茶叶后，将剩茶积攒在一起，晾干备用。用时抓一把开水一冲，凉后泡脚。

● 温馨提示

（1）水温不宜过高，一般以40℃左右为宜。

（2）泡脚时间不宜太长，最多半个小时，老年人更是如此。

（3）最好用有一定高度的平底木桶，使水深浸没至小腿。

（4）可在泡脚的同时按摩涌泉穴，也可以在泡后单独按摩。

腿疗养胃

> 无论是治疗还是预防，都要注意健脾和胃，疏肝理气，使脾气得升，胃气得降，肝气得舒，病才能治得好。

1.健脾理气法

功能性消化不良，脾虚是其根本，食少纳呆，便溏腹胀是脾虚气滞辨证的关键。在治疗上宜健脾益气，理气降逆。

适应症	腹胀纳少，食后胀甚，大便溏薄，少气懒言，舌淡苔白，脉缓弱的症状。中医称之为脾气虚证。
腿浴药物	黄精50克、党参50克、茯苓50克、陈皮50克。
腿疗穴位	太白、足三里。每穴按摩2～3分钟，每日1～2次。

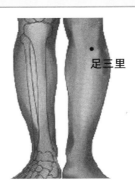

足三里

2.疏肝健脾和胃法

功能性消化不良，肝郁是发病的中间环节，健脾和胃必先制肝，疏肝即以健脾安胃。肝性喜条达，恶抑郁，为藏血之脏，体阴而用阳。若情志不畅，肝木不能条达，则肝体失于柔和，以致肝郁血虚。因肝属木，脾属土，肝木为病易于传脾，脾胃虚弱故神疲食少。

适应症	胸胁胀满串痛，情怀抑郁，或急躁易怒，纳呆腹胀，舌苔白，脉弦。
腿浴药物	柴胡60克、当归60克、香附60克。
腿疗穴位	行间、太冲。每穴按摩2～3分钟，每日1～2次。

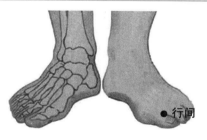

●行间

腿疗应用柴胡、当归、香附等药物疏肝和胃止痛，配合行间、太冲等穴位。达到疏肝健脾和胃的目的。其中当归可以养血柔肝，条达肝郁从而健脾。

3.消食导滞、和胃降逆法

胃的生理特点集中在一个降字，胃的病理集中在一个滞字，胃的治疗集中在一个通字。暴饮暴食，嗜食肥甘厚腻，损伤脾胃，中焦气机阻塞，健运失司，腐热无权。故功能性消化不良，气机不调是共同的，不论虚实，和胃降逆都是不可缺少的手段。

适应症	胃脘隐痛，食欲不振，食难消化，嗳气或呕恶。
腿浴药物	焦三仙各40克、炒菜菔子30克、枳实30克。

腿浴方法

上药水煎去渣取液2500毫升左右，分为5份，每份再加清水3升左右，倒入药浴桶或盆内，浸泡双下肢，每次30分钟左右，1天1~2次，每次间隔3~7小时，一份药液可用3天，15天为一疗程。注意每次药浴宜加入少量白酒（10毫升左右）。

腿疗穴位	足三里、太溪、冲阳。每穴按摩2~3分钟，每日1~2次。

冲阳穴名意指本穴的地部经水气化冲行天部化为阳气。本穴物质为胃经经水的气化之气，其气性温湿热，同合于胃经气血之性，为胃经气血的重要来源。

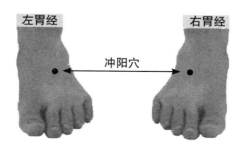

● 温馨提示

（1）避免食物和药物刺激，戒饮浓茶和浓咖啡，戒烟酒。

（2）适当配合内服药等治疗以提高疗效。

（3）多食蔬菜瓜果。

（4）要发挥镇静安神作用，注意药浴温度不宜过高。

◉ 家用小妙招

这里教你在家里如何简单做腿疗，杜绝胃病发作的小绝招。

在家里做腿浴，应用如下处方：生黄芪30克、当归30克、白术30克、白芍20克、甘草20克。再配合点揉足三里、太白等穴位。

● 温馨提示

（1）水温一般以40℃左右为宜。

（2）泡脚时间不宜太长，最多半个小时，老年人更是如此。

（3）最好用有一定高度的平底木桶，使水深浸没至小腿。

（4）可在泡脚的同时按摩太白穴，也可以在泡后单独按摩。

早晚养胃粥

材料：粳米50克、大枣10个、莲子20克。

做法：①莲子用温水泡软、去芯，粳米淘洗干净，大枣洗净；②三者同入锅内，加清水适量，旺火煮开后，文火熬煮成粥；③根据个人口味调味后早晚食用。

功效：养胃健脾，还可防治缺铁性贫血。

清晨养胃汤

材料：红枣50克，带蚕蛹的蚕茧20个，适量白糖。

做法：①将洗净的红枣，和蚕茧一起入锅，加800克水；②煮沸后改用小火慢煎15分钟；③滤汁入大碗，加入白糖调味即成。

功效：养胃健脾，润肺生津。

腿疗治肥胖

肥胖要标本兼治，从补气开始。如果仅是一味地去化痰湿而忽略补气，就相当于眼下不少减肥的人只注意减体重而忽略了造成肥胖的根本原因，虽然体重减下来了，不久还会长上去。

1.补气法

益气化痰，祛脂减肥。其中党参作为补气的要药，在减肥中广泛使用。

适应症	面色萎黄，少气懒言，神疲肢怠，舌淡，脉虚弱，此型中医属于脾胃虚弱。
腿浴药物	党参50克、白术40克、陈皮40克、苍术40克。

党参，味甘，性微温，入脾肺两经，可健脾补肺，益气养血，生津止渴。现代医学研究它有促红细胞及血红蛋白增加的作用，还有降血脂、降血糖、降压的作用。用它来治疗脾肾虚弱、食欲不振、四肢乏力，疗效很好。某患者，术后因损伤过重，出现了气虚表现：精神倦怠，浑身没劲，胃口也不好，影响其康复速度。吃补药出现了腹胀、上火的表现。让他用党参、黄芪煎煮后泡脚，5天后，体力慢慢恢复了。党参等药煮后腿浴，药物通过腿部皮肤吸收入里，起到补气的作用，可消除引起肥胖的根本原因——气虚。

腿疗穴位

足三里、三阴交。每次按摩2～3分钟，每天1～2次。

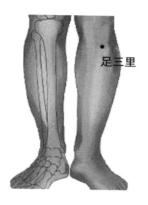
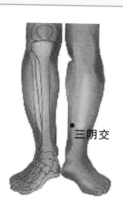

足三里

三阴交

2.祛湿化痰法

适应症

胸脘痞闷，恶心纳呆，头晕目眩，舌苔腻，脉滑，属于中医痰湿瘀阻型。

腿浴药物

生半夏30克、陈皮40克、白术60克、苍术40克。

腿浴方法

药水煎去渣取液3000毫升左右，分为6份，每份再加清水3升左右，药浴袋或盆内，浸泡双下肢，每次45分钟左右，1天1次，一份药液可用3天，18天为一疗程。注意每次药浴宜加入少量白酒（10毫升左右）。

腿疗穴位

丰隆。每次按摩2～3分钟，每天1～2次。

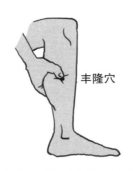

丰隆穴

丰隆是足阳明胃经的穴位，位于小腿前外侧，外踝上8寸，条口外，距胫骨前缘两横指。丰，丰满的意思；隆，指隆起，它正好在两条肌肉之间丰满而隆起，故名丰隆。它又是一个雷神的名字，丰隆是"轰隆"之假借词。屈原诗里讲"招丰隆使先导兮"，"吾令丰隆乘云兮"。《淮南子》"季春三月丰隆乃出"。所以，称其为丰隆，是因其在人体下肢，犹雷起地下之意。从上面条口、上巨虚、下巨虚传来的水湿之气，在此化雨而降，布散全身，所以它有散湿气，除痰浊的作用，无论有形还是无形之痰均能化解。因这个穴位很好找，用起来也方便，并且对下肢疼痛也有一定的治疗作用，所以到了夏天我们会教那些穿短裙爱美的女士，常在此处揉捻，既可预防肥胖病，又能保养腿部免受空调凉气侵袭而致关节炎。

● 温馨提示

（1）减肥应综合治疗，包括饮食、运动、按摩、针灸等。

（2）配合饮食减肥效佳，应注意：

①不要一下子改变饮食习惯，减食量由小到大，并保持最低需要水平。

②主副食调配合理，一般不需要补充维生素。营养不平衡则需要补充维生素。

③限制饮食，并没有要求过分限制盐类，水肿是否限盐应根据病情决定。

④不吃膏粱厚味，并不等于一点儿不吃油及肉。

⑤节食和半饥饿疗法不适用于轻、中度肥胖。

⑥减少主食不等于增加零食。

给大家介绍一种通过泡脚预防高脂血症的办法，这个配方很简单，就是月见草（仙草）120克煎煮后泡腿，每周2～3次，每次30分钟，以后背微微出汗为宜。

月见草原产美洲，中国引种而来，经现代研究，它有如下功能：

（1）增加血液循环，减少脂肪在血管内壁的滞留，消散粥样块，防止血管内膜损伤，预防治疗动脉硬化。

（2）具有排除储蓄在细胞内的胆固醇，减少血液甘油三酯、胆固醇、β-脂蛋白含量的功效。

（3）改善过敏体质，强筋健骨，缓解腰酸背痛、手脚麻木的症状。

总之，月见草能促进脂肪代谢，滋润皮肤，具有减肥降脂的作用。

高血脂的饮食调理

1.多饮水。血液浓缩、血液黏度增高，流速减慢，促使血小板在局部沉积，易形成血栓。多饮水有利于冲淡血液，缓解血液黏稠的程度，保持体内血液循环顺畅。

2.多吃新鲜蔬菜与水果。蔬菜与水果，除含有大量水分外，还含有丰富的维生素C及粗纤维。维生素C具有降血脂的作用，粗纤维在肠道可以阻止胆固醇的吸收，有利于降低血液黏稠度。山楂、苹果、梨、猕猴桃、柑橘等均有一定的降脂作用。

3.多吃大豆食品。大豆含有丰富的卵磷脂，有利于脂类透过血管壁为组织所利用，可使血液中的胆固醇下降，改善血液的黏稠度，避免胆固醇在血管内沉着，有利于防治高黏度血症及高血脂症。

4.多吃清淡的食物，以素食为主，粗细粮搭配，少吃动物内脏、动物脂肪及甜食，还应合理调剂饮食，如晚餐不宜多食荤腥味厚的食物；少吃甜食，以免血液中的甘油三酯升高，血液黏稠度增加，促使病变加快。

5.坚持锻炼身体。散步、慢跑、打太极拳、打羽毛球、爬山、游泳等，以促进血液循环，有利于体内脂类的代谢。

6.勿吸烟，应戒酒。

腿疗治疗亚健康

亚健康状态靠现代医学是检查不出来的，所以也就没有好办法。譬如说：某某，头晕脑涨、耳鸣眼花，他的家族有高血压史，他也可能得高血压病，但目前还未达到诊断标准，想先吃点儿降压药预防吧，这又是不可行的，那怎么办呢？中医就有办法，尤其是中医的外治法，在调理亚健康的队伍中，属于主力军。亚健康被中医认为一是气郁，一是脾胃亏虚。而腿疗以其简单、方便、有效、舒适、无副作用，被誉为"阻遏亚健康的急先锋"。

1.调气法

通过调气来疏通气郁。

适应症	平素喜忧郁，神情多烦闷不乐，多伴善太息，或嗳气呃逆，或咽间有异物感，睡眠较差，食欲减退，大便多干，小便正常，舌淡红，苔薄白，脉象弦细。
腿浴药物	柴胡50克、刺五加50克、夜交藤50克。
腿疗穴位	阳陵泉、太冲。每穴按摩2~3分钟，每天1~2次。

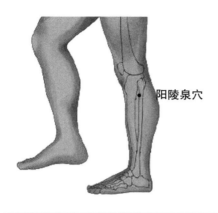

阳陵泉穴

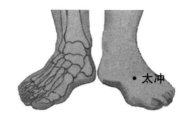

· 太冲

2.补脾虚法

脾胃为后天之本，主要的作用是把消化吸收的水谷精微物质输送到全身。如果其功能减弱，则机体消化吸收功能就差，就会出现亚健康表现。我们可以通过补脾来调理它，使其回归健康状态。

适应症	患者出现腹胀、便溏、食欲不振、倦怠乏力、精神不振的症状。
腿浴药物	黄芪60克、白术60克、党参60克。
腿疗穴位	公孙、照海。每穴按摩2~3分钟，每天1~2次。

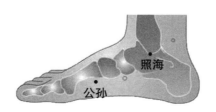

照海

公孙

公孙是治脾胃病的要穴，有健脾化湿、调理胃肠、消积除痞之功，凡遇脾胃之病，皆可用之。现代医学研究发现：刺激公孙可使胃、肠电图的波幅、频率升高或降低，说明其对胃肠功能有双向良性调节作用。即功能强时可使其减弱，功能弱时，可使其增强，所以能补脾虚。

3.补肾虚法

肾阴是一身阴液的本源，对机体各脏腑组织器官起着滋润、濡养作用。肾阳是一身阳气的根本，它对机体各脏腑组织器官起着温煦和推动作用。肾之阴阳是人体各脏腑阴阳的根本。由于阴阳同居肾中，故肾又被称为"水火之宅"。

适应症	精力不足、腰膝酸软、容易感冒、遗精、滑精、小便清长等症状。

腿浴药物	淫羊藿60克、南五加皮40克、生首乌40克、鬼见羽40克。

现代医学证明，淫羊藿具有雄性激素的作用，其效力比海马和蛤蚧的作用都强，是补肾壮阳、强身壮体的良药。

腿浴方法

上药水煎去渣取液2500毫升左右，分为5份，每份再加清水3升左右，倒入药浴桶或盆内，浸泡双下肢，每次40分钟左右，1天1～2次，每次间隔3～7小时，一份药液可用3天，15天为一疗程。注意每次药浴宜加入少量白酒（10毫升左右）。

腿疗穴位	太溪、复溜、阳陵泉。每穴按摩2～3分钟，每天1～2次。

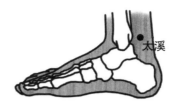

太溪

● 温馨提示

（1）配合内服药等治疗疗效更佳。

（2）饮食均衡、适当运动及情绪稳定对长期防治有积极意义。

（3）有肌肉疲劳者宜高温药浴。

◎ 家用小妙招

试一试下面的方法，它能帮你解除疲劳——苏木汤泡腿。

原料：苏木150克。

方法：煎煮30分钟后，兑凉水，使水温达到40℃左右，浸泡双下肢20～30分钟，以后背微微出汗为宜。

苏木虽然价格便宜，但功效却很大，它可以活血通络，解痉松肌；促进血管舒缩，加快代谢产物的排除；养血安神。

另外，推荐大家按掐自己的脚趾腹，就是10个脚趾肚，以掐到略微酸胀为宜，也可极大地缓解疲劳。

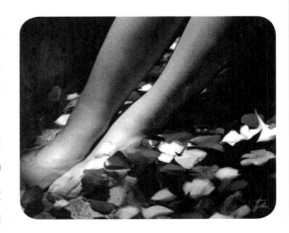

腿疗治糖尿病

经过10多年的摸索，腿疗治疗糖尿病在临床上得到了一定的肯定。但不是每种糖尿病、糖尿病发展的每个阶段都适应。腿疗治疗糖尿病的功效主要表现在：辅助降糖，改善下肢神经病变，缓解临床表现几个方面。

1.分治"三消"法

适应症	食量增加，烦渴多饮，尿量增多，形体消瘦，疲乏无力，视力障碍，性功能障碍，中医称之为"消渴证"。
腿浴药物	桂枝20克、知母30克、玉竹30克、苍耳子20克、五味子10克、苦参40克、黄精10克、荔枝核40克。
腿疗穴位	隐白、侠溪、公孙、然谷、太溪、三阴交、阴陵泉。每穴按摩2～3分钟，每天1～2次。

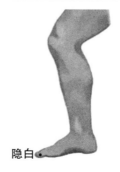

隐白

我国最早的医书《黄帝内经·素问》中就记载过"消渴证"这一病名。"消渴证"，分上消、中消、下消。其中上消主要指肺阴不足，出现口渴多饮的症状；中消为胃火亢盛，出现多吃饥饿感；下消主要是因肾阴不足，肾水匮乏所致。

作为补肾的几个重要穴位来讲，太溪属于其中之一。太溪是肾经的原穴，太指大的意思，溪是山间流水之意，太溪就是大大的山间流水，也就是现在的大坝、水库。这个穴位离涌泉很近，涌泉是肾经第一穴位，如同泉水一样，喷涌不断。肾经的气血从涌泉涌出后，流经然谷，会聚到太溪处。

如果把太溪比作地上的泉水，那中药的玉竹就是天降的甘露，玉竹能补肺胃之阴，生肺胃之津，而肺居诸脏器之上，素有"华盖"之称，玉竹煎煮后，其（煎）液通过小腿皮肤吸收入内直达肺部，发生作用。

2.补气养血活血法

血糖过高了，就会侵犯周围神经，最常见的是下肢神经受累。常出现下肢刺痛、灼痛、麻木，如小虫爬的感觉，还有的像整天穿着袜子紧绷绷的感觉。

适应症	肌肉消瘦、四肢乏力、神疲倦怠、少气懒言、心慌气短、头晕眼花、食欲不振等症状。

腿浴药物	黄芪40克、桂枝20克、红花20克、白芍20克、当归20克、牛膝20克、苏木20克、刘寄奴20克。

腿疗穴位	血海。每次按摩2～3分钟，每天1～2次。

从中医来看，属气血两虚，血瘀不通之证，治疗应采取补气养血活血的方法。在腿疗中，常以黄芪作为腿浴的主要药物，血海作为腿部选取的重要穴位。

腿浴方法

上药水煎去渣取液3000毫升左右，分为6份，每份再加清水3升左右，倒入药浴桶或盆内，浸泡双下肢，每次45分钟左右，1天1次，一份药液可用3天，18天为一疗程。注意每次药浴宜加入少量白酒（10毫升左右）。

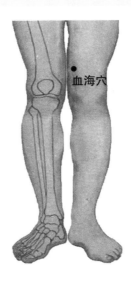

血海穴

● 温馨提示

（1）有浸浴局部温度感觉减退者，药浴温度不宜高于42℃。

（2）药浴期间血糖没必要复查过频，1周1次即可。

（3）药浴疗法降糖首选病情较轻或症状较单一或较顽固患者。

（4）药浴疗法对糖尿病并发症疗效尤佳。

（5）饮食控制。不论糖尿病类型、病情轻重或有无症状，也不论是否应用药物治疗，都应严格和长期执行。

（6）适当的体力活动。肌肉运动会促进葡萄糖的利用，体力活动可使饮食控制不需要那么严格，故要鼓励病人活动，以步行或太极拳等柔和活动为好。不宜做剧烈的运动。

●家用小妙招

预防糖尿病足腿浴药方如下：

　　紫花地丁50克、蒲公英30克、赤芍30克、万年青30克。这里面紫花地丁是主要药，其味苦，性寒，有清热解毒，消痈散结的功效，善治疗疮肿毒，毒虫咬伤等症，现代医学证实其含有的药效成分可以杀死多种细菌如：金黄色葡萄球菌、肺炎球菌、链球菌、大肠杆菌等10多种。

　　用它浸泡双下肢，可起到燥湿解毒，预防感染的作用。

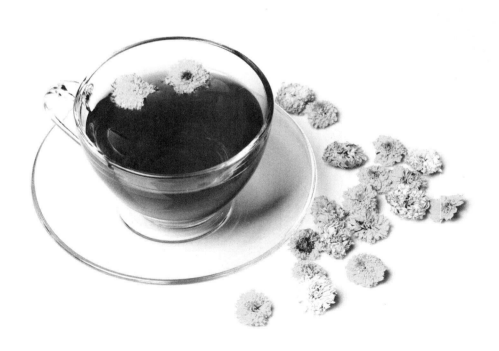

腿疗美容

脚离人体的心脏最远，而负担最重，因此这个地方容易导致血液循环不好。可是脚上又有6条主要经络，循环不好，等于这6条经络也不通畅。只有气血流通了，皱纹、褐斑、老年斑这些问题也就都得以解决了。

适应症

适用于肤色黑、面部斑点、皱纹、褐斑、痤疮、月经不调、痛经的人群。

腿浴药物

益母草50克、白芷50克、何首乌50克。

白芷又叫香芷，现代药理研究证明，它除了有解热、镇痛、消炎的作用外，还能改善微循环，消除色素在组织中过度堆积，促进新陈代谢，从而达到美白皮肤的效果。益母草可扩张面部毛细血管，改善微循环，用它为主药配合其他药泡双下肢，可调理褐斑。

腿浴方法

上药水煎去渣取液2500毫升左右，分为5份，每份再加清水3升左右，倒入药浴桶内，浸泡双下肢，每次30分钟左右，1天1～2次，每次间隔3～7小时，一份药液可用3天，15天为一疗程。注意每次药浴宜加入少量酒（10毫升左右）。

腿疗穴位

阴市、复溜、血海。每穴按摩2～3分钟，每天1～2次。

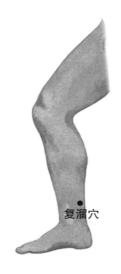

复溜穴

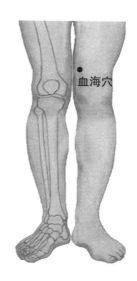

血海穴

◉ 家用小妙招

给大家介绍一种预防褐斑的方法。

1．腿浴：丹参50克、益母草50克。

煎煮后泡腿，每周3次，每次20～30分钟，以背部微微出汗为宜。

2．按揉隐白（足大趾末节内侧，距趾甲角0.1寸）、阳陵泉（小腿外侧，腓骨小头前下凹陷中），每次腿浴完后按揉以上两穴5分钟。

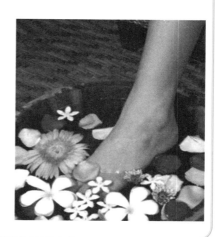

腿疗是如何治疗下肢静脉曲张的

上面提到下肢静脉曲张主要是肝肾亏虚，瘀血阻滞脉络引起的，后期往往导致湿热下注。而腿浴就是针对这个病因，通过腿部的药浴和穴位刺激达到补肝肾、化瘀通络的作用。

1.滋补肝肾法

引起下肢静脉曲张的根本原因主要是肝肾亏虚。肝主筋，肾主骨，肝肾亏虚则筋脉不利，气血运行不畅。

腿浴药物	杜仲50克、桑寄生50克、川芎50克、狗脊50克。

上药水煎去渣取液2500毫升左右，分为5份，每份再加清水3升左右，倒入药浴袋内，水温38℃左右浸泡双下肢，每次30分钟左右，1天1~2次，每次间隔3~7小时，一份药液可用3天，15天为一疗程。

腿疗穴位	太白、太溪、三阴交。每穴按摩2~3分钟，每天1~2次。

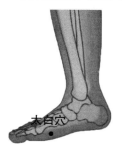
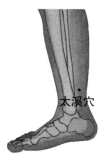

太白穴

太溪穴

2.清湿热除热毒法

血瘀日久，往往滋生湿热，湿热阻络又加重症状，在腿疗中我们就选取木通、泽泻、薏苡仁等来清利湿热，加连翘和地丁来清热解毒。湿热得清，瘀血去，从而经脉得养。穴位选取阴陵泉、足三里、地机等来利湿退热。

泽泻50克、木通50克、薏苡仁50克。

关于泽泻，在《本草纲目》："宗曰：泽泻之功，长于行水。张仲景治水蓄渴烦，小便不利，或吐或泻，五苓散主之，方用泽泻，故知其长于行水。"《药品化义》："凡属泻病，小水必短数，以此（泽泻）清润肺气，通调水道，下输膀胱，主治水泻湿泻，使大便得实，则脾气自健也。因能利水道，令邪水去，则真水得养，故消渴能止。又能除湿热，通淋沥，分消痞满，透三焦蓄热停水，此为利水第一良品。"

阴陵泉、足三里、地机。每穴按摩2～3分钟，每天1～2次。

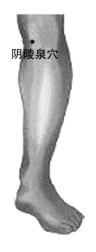

阴陵泉穴

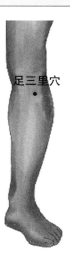

足三里穴

下肢静脉曲张及小腿肌肉过度疲劳都可引起小腿抽筋（医学上称为腓肌痉挛），揉按承山能迅速解除。该穴位于用力伸足时，于小腿后面正中出现"人"字的凹陷处。如"人"字不显，可从膝盖正后方的凹陷窝与足跟正中连线的中点取之。揉按治疗时，每次揉按时间在10分钟以上为宜。

下肢静脉曲张防治操

下肢静脉曲张是不少妇女的常见症状，妇女怀孕时若从事需久坐、久站等工作，都可能引起下肢静脉曲张。该病症使患者的腿常青筋突起、瘀血和水肿。患者稍微干点儿重活，双腿就显得酸软无力，全身都会因血液循环不畅而感觉虚弱。其实，下肢静脉曲张是能够改善的。如避免久坐、久站，工作之余注意多做抬腿运动。对于既已形成的下肢静脉曲张，做适宜的腿部运动也能缓解症状，起到良好的防治作用。

据研究认为，游泳是防治静脉曲张的最佳运动方式，因为此时机体压力得到减轻，而水的压力则有助于增强血管弹性。但游泳锻炼常受条件制约。俄罗斯国家体育科学院康复教研室的运动医学专家编制了一套腿部运动体操，经常练习，有助于保持下肢静脉血管的良好舒张性，减轻血流的冲击，对改善下肢血液循环和营养状况，恢复受损血管的功能大有好处。该康复操共分10节：

❶ 膝伸屈运动

取仰卧位，头部垫一小枕头，双腿绷直，双手掌心朝上枕于头下。双腿膝关节依次微微抬起、放下，做屈张练习，左右腿分别各做6~8次。

❷ 抬腿运动

姿势同上。双腿并拢，两腿依次抬起至45°角，进行4~5次。

❸ 分腿运动

姿势同上。双腿绷直，在缓缓吸气的同时，尽可能地向两侧分腿，再呼气，并拢双腿，反复4～6次；弯曲双腿，膝盖尽可能分向两侧压去，之后再并拢，伸直双腿，回到原来的准备动作，如此进行6～8次。

❹ 腿上举运动

取侧卧位，头部垫一小枕头，双腿绷直，双手置于身体两侧。先举起右腿，在空中停留数秒钟后放下，再以左腿重复上述动作，交替进行4～6次。

❺ 摆腿运动

取仰卧位。双腿绷直，依次上举后左右摆动；抬起双腿，模仿骑自行车的动作，前后摆动，各进行4～5次。

❻ 侧分腿运动

姿势同上。绷直双腿，左右依次最大幅度地侧分腿，腿勿抬起，各进行4～6次。

❼ 腿侧圆周运动

姿势同上。抬起一侧腿，在空中做圆周动作，更换另侧腿做同样动作，各进行8～10次。

❽ 侧抬腿运动

先取右侧卧，右手枕于头下，左臂沿躯体伸展。左腿伸直，向上抬起6～8次；身体再取左侧卧，重复上述动作。

❾ 膝侧后摆运动

先左侧卧，左手枕于头下，右臂沿躯体伸展。右腿弯曲，膝盖向腹部贴近，后再伸直，用力后摆，如此反复6～8次；身体转取右侧卧，重复上述动作。

❿ 侧踢腿运动

先取左侧卧位，右腿伸直，腿用力向前踢，后再用力向后摆，身体弯曲，如此反复6～8次；身体再转向右侧卧，用左腿重复上述动作。

以上运动，每天操练1～2次，做完运动操后，人取仰卧位，把手置于腹部，深吸气收腹，再呼气放松，进行2～4次。

腿疗治疗膝关节病

1.活血化瘀、疏通经络法

中医认为这种病是外受寒湿之邪，瘀阻在脉络里，久之致使血瘀不通，出现了疼痛、酸胀等症状，那么我们必须抓住两点：

（1）散寒除湿法：可以通过两个途径来实现。第一，腿浴本身：对于这样的病人，我们要求水温达到43℃，这样二三十分钟后病人浑身会微微出汗，寒湿之邪会随汗而出；第二，利用腿浴吸收药物的特点（前面已讲过用腿吃药的原理），放入一些散寒除湿的中药，使其直接吸收入内，发挥作用。常用麻黄、威灵仙、防己等。这里重要讲一讲麻黄的功能，它有发散风寒、利水消肿的作用，它可以使支配汗腺的神经兴奋，汗腺分泌活跃，向外排汗。《本草正》记载："麻黄以轻扬之味，而并辛温之性，故善达肌表，走经络，大能表散风邪，祛除寒毒。""若寒邪深入少阴，厥阴筋骨之间，非用麻黄、肉桂不能逐也。"这段话说明了麻黄散寒力量很强，深藏在筋骨间的寒毒也能去掉。

腿浴药物	艾叶50克、细辛30克、麻黄50克、附子30克。

腿浴方法

上药水煎去渣取液3000毫升左右，分为6份，每份再加清水3升左右，倒入药浴袋内，水温43℃以上为主，浸泡双下肢，每次30分钟左右，1天1～2次，每次间隔3～7小时，一份药液可用3天，18天为一疗程。注意每次药浴宜加入少量酒（10毫升左右）及醋（50毫升）。

委中、阳陵泉、膝眼、血海。每穴按摩2～3分钟，每天1～2次。

下面具体讲一下委中。

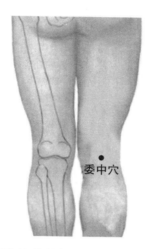

委中穴

委中是在众多治疗膝关节骨性关节炎的穴位中，比较重要的一个。委中是足太阳膀胱经的合穴，位于膝关节后侧称作腘窝地方的中央部位，它的取名很有意思，委，委顿、委屈的意思，若突然击触此穴，可以使人立即跪倒。我们小的时候经常开这样的玩笑：趁别人不备，突然用脚尖踢其腘窝后面，此人多半会打软腿或半跪，只不过那时不知道这个穴位罢了。

《针灸资生经》中称其可"散寒除湿，通经活络，强健腰膝"。足太阳膀胱经的两条分支至腘窝处相会于此。它像一员把守雄关的猛将，有"一夫当关，万夫莫开"之勇，把握着足太阳膀胱经下行的气血通道。所以，在此处进行治疗可使寒湿之气，通过膀胱经流散而走。在临床上，每遇到急重的腰腿痛患者，我们常常在此处掐揉，甚至点刺放血，每每收到奇效。

（2）活血通络法

腿浴要想活血通络，除去本身的热效应外，也需加入活血化瘀、止痛、通络之药。

牛膝50克、红花50克、当归50克、泽兰30克、三棱50克。

　　这里说一下牛膝。牛膝的作用有两种，《本草经疏》记载："牛膝走而补，性善下行，故入肝肾，主治湿痿痹，四肢拘挛，膝痛不可屈伸者……"它是能活血化瘀，通络止痛，治疗四肢拘挛，膝关节疼痛，屈伸不利的病人。牛膝还有另外一种功能：载药下行。中医用药讲究君臣佐使，如同治理国家一样，主席、总理、部长等各司其职。其中作为使药的药，有一种功能可以把一堆治疗某种疾病的药，就像汽车一样拉着，直到病位，不流失、不拖延时间，集中精力提高疗效。就像目前西医有一种"靶向定位"的技术。比如：治肝癌的药，如果进入体内后任其流动，将会损害正常组织和细胞，引入"靶向定位"后，药物直接到达肝脏，只对肿瘤细胞产生杀伤作用而不影响其他。牛膝就起到这样一种"靶向定位"的作用，把治疗膝关节病的药，直接送到膝关节内，实施"活血化瘀、通络止痛"的目的。

　　我们还可以通过按摩腿部足部的经络穴位，达到活血通络的目的。如：点揉阳陵泉、足三里、阴谷、犊鼻穴、大都、太白等。在此向大家介绍一个主要的穴位——犊鼻。

阳陵泉、足三里、阴谷、犊鼻穴、大都、太白。每穴按摩2~3分钟，每天1~2次。

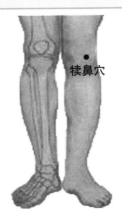

犊鼻穴

犊鼻，它位于膝关节外侧，叫做"外膝眼"的地方，我们把裤角撩上去，绷紧下肢，用手触摸髌骨下面会发现有内外两个小窝，外侧的形如小牛的鼻孔，叫犊鼻。刚才讲了，牛膝像牛膝盖骨，治疗膝关节病。犊鼻像牛的鼻子也治疗膝关节病。针灸书上记载：它可治膝痛、冷痹不仁。

2.滋补肝肾、养血舒筋法

治膝关节骨性关节炎，为什么还要补肝肾呢？它与肝肾何干？这就是中医的奥妙所在。《素问·痿论》"肝主身之筋膜"，肝血少了，不能濡养筋肉就会出现肢体麻木，关节屈伸不利，重的时候还会出现手脚的颤抖。

腿浴药物	续断50克、牛膝50克、刘寄奴50克、桑寄生50克、生黄芪50克。
经络穴位	阴谷、膝关、太溪、昆仑、束骨。每穴按摩2～3分钟，每天1～2次。

在临床上常用一种中成药，叫养血柔筋丸，就是通过补肝血来治疗疼痛麻木的。中医认为，骨头归肾负责，肾精充盛，骨头就能得到源源不断的充养，就能坚硬，不出现疼痛、无力的表现。若肾虚了，骨软无力，就会疼痛频作。而膝关节骨性关节炎，初期是寒湿内侵，血瘀脉停，到了后期就是肝肾不足，筋骨的营养来源缺乏，就出现了膝关节疼痛，乏力，屈伸困难等。

在治疗时，应重点放在足厥阴肝经和足少阴肾经在腿部的循行线上按摩刺激。这里向大家介绍两个重要的穴位，一是肾经的阴谷；一是肝经上的膝关。先说一下阴谷，它是肾经的合穴，与前面讲的委中平齐，在腘窝的内侧。阴指内侧，谷指凹陷，阴谷指肾经的精微之气在此会聚，犹如肾经的粮仓，给肾经提供后勤保障。按揉此穴，可以振奋肾经之气，营养之粮，源源不断，起到补肾养骨的作用。

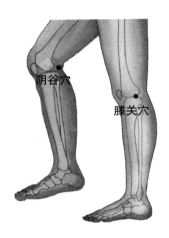

膝关是肝经要穴，关，关卡之意。膝关就是设在肝经上的一道关卡。它开得太大，则肝气散得太过，开得太小，肝血输送困难，筋肉都会失养。按揉此穴，能使其开张有度，肝之经血，能充分地营养膝关节周围的肌肉筋膜，从而治疗其疼痛、乏力的症状。

● 家用小妙招

除去以上建议外，腿浴腿疗也是一种很好的预防办法。

1.腿浴

用生姜30克、泽兰30克、红花30克煎煮30分钟后，兑水至40℃左右，放在盆或桶里，浸泡双下肢，并用毛巾蘸药汤外敷在膝盖上，每周1～2次，每次30分钟左右。生姜可散寒；泽兰利水消肿，减少关节内的摩擦；红花活血通经止痛，增加膝关节局部微循环。

2.按揉血海、梁丘、犊鼻穴。这3个穴位很好找，操作也方便，一边看电视，一边泡腿时就可以做

每周3次左右，每次十几分钟，经常操作就相当于给膝关节注油，减少了其摩擦。

腿浴如何治疗腰痛

1.补肝肾、强筋骨法

中医认为正是由于肝肾亏虚，才使得筋骨失养。针对这个根本的原因，我们就选用了续断、牛膝、刘寄奴、桑寄生、生黄芪等滋补肝肾，穴位上我们选用了太溪、昆仑、束骨等达到补肝肾、强筋骨的目的。

腿疗药物	续断50克、牛膝50克、刘寄奴50克、桑寄生50克、生黄芪50克。

腿浴方法

上药水煎去渣取液2500毫升左右，分为5份，每份再加清水3升左右，倒入药浴袋内，水温43℃以上为主，浸泡双下肢，每次30分钟左右，1天1～2次，每次间隔3～7小时，一份药液可用3天，15天为一疗程。注意每次药浴宜加入少量酒（10毫升左右）。

腿疗穴位	太溪、昆仑、束骨。每穴按摩2～3分钟，每天1～2次。

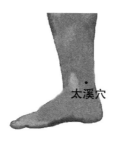

太溪穴

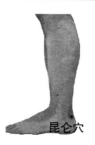

昆仑穴

2.行气化瘀、通经活络法

"通则不痛，痛则不通"。所以我们就要行气活血化瘀来疏通经脉，通则不痛。基于这个目的我们腿疗选择了鸡血藤、红花、延胡索、白芍等药物，穴位选取血海、委中、承山、丘墟、复溜等。

腿浴药物	鸡血藤50克、红花50克、延胡索50克、白芍50克。
腿疗穴位	血海、委中、承山、丘墟、复溜。每穴按摩2～3分钟，每天1～2次。

这里说一下复溜。

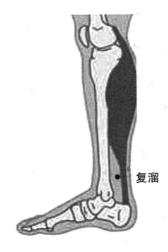

复溜

《素问·刺腰痛篇》里有"足少阴令人腰痛，痛引脊内廉，刺少阴于内踝上二痏，春无见血，出血太多不可复也"。讲的就是足少阴肾经，贯脊属肾络膀胱，腰为肾之腑，故其病可致腰痛，治疗可取足少阴肾经的复溜。复溜为补肾益精的要穴，足少阴经病变致的腰痛，虚证多而实证少，所以刺复溜以疏导足少阴经之气逆，故痛可除。

3.祛风散寒、化湿止痛法

导致腰痛剧烈，不能活动，遇到阴雨天会加重的就是由于风寒湿侵犯人体造成的，所以在补肝肾的基础上还要祛除风寒湿邪气，就此我们选取了麻黄、附子、木瓜等药物，穴位上选取了承筋、承山、飞扬、阴陵泉等。

腿浴药物	麻黄50克、附子30克、木瓜50克。

腿疗穴位	承筋、承山、飞扬、阴陵泉。每穴按摩2~3分钟，每天1~2次。

这里说一下飞扬穴。

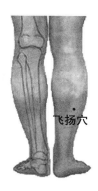

飞扬穴

飞扬是足太阳膀胱经的要穴，飞扬即飞扬跋扈的飞扬，它有几层意思：

其一，扬举也，飞翱翔也，向上飘起，精神振奋之意。说的是到了这个穴位，人就可以疼痛立去，精神焕发，健步如飞。

其二，我们在捷步急行时，或下蹲准备跳跃时，此穴绷起肉棱，以备发动弹力。

其三，膀胱经的经气，经委阳、委中直下到达承山，就如瀑布之水，飞流直下至承山后，它在承山外下方，蓄积此穴，如腾飞之势。

本穴对腰腿痛的疗效较好，针刺或点揉此穴可缓解腰部肌肉的痉挛，活血止痛。

◎ 家用小妙招

"腰背委中求"说的就是腰背部病用委中都可取得良效。所以今天的教你一招就是按揉委中和承筋。委中位置在我们腘窝中央凹陷处，大家点一下感觉是十分明显的。承筋在我们小腿肚子的那个最高点就是了，这里也是十分敏感的。就是这两个地方，我们可以自己也可以让家人每天晚上睡觉以前最好可以泡个热水脚，然后按揉委中和承筋各100次，对于腰腿痛是很有效的。

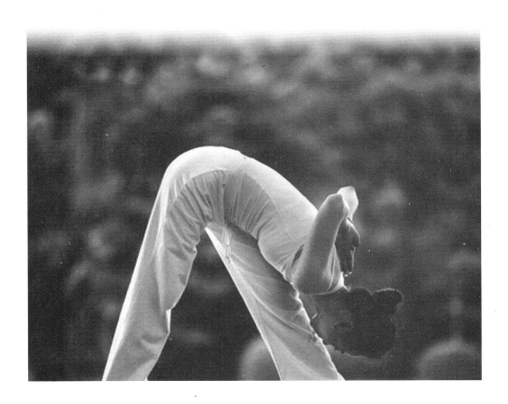

腿疗治疗前列腺炎

1.清热利湿法

无论什么原因造成的湿热壅滞，引起排尿不适，都可以采取清热利湿的办法，我们主要通过两个方法实现：一是腿浴中的栀子、茯苓、薏苡仁、苦参、土茯苓、白花蛇舌草、黄柏、泽泻等药物；二是腿足部的一些穴位：足临泣、水泉。

腿浴药物	栀子60克、茯苓50克、薏苡仁50克、苦参50克、土茯苓80克、白花蛇舌草30克、黄柏60克。

🔵腿浴方法

上药水煎去渣取液3000毫升左右，分为6份，每份再加清水至3升左右，倒入药浴袋内，药浴温度43℃左右浸泡双下肢，每次30分钟左右，1天1次，一份药液可用3天，18天为一疗程。注意每次药浴宜加入少量白酒（10毫升左右）。

腿疗穴位	足临泣、水泉。每穴按摩2～3分钟，每天1～2次。

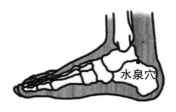

水泉穴

水泉，顾名思义，水，水液也；泉，水潭也。指肾经水液在此聚集形成水潭。本穴物质为大钟穴传来的地部经水，在本穴聚集后如同水潭，故名。经水因本穴所处位置低下而为聚集之状，只有极少的满溢之水外传照海穴的高位，经水的运行如从孔隙中输出一般，故为肾经郄穴，功能是传递水液。

2.疏肝解郁法

情志内伤，肝脏疏泄失常，气机郁滞导致膀胱气化不利，通过两个方法实现疏肝解郁。一是腿浴当中的柴胡、木香、香附、川楝子、丹皮、荔枝核、生龙牡、白芍、牛膝等药物；另外就是腿足疗法中的三阴交、阴陵泉、太溪等穴位。

腿浴药物	柴胡50克、木香50克、香附50克、荔枝核30克、白芍30克、牛膝50克。
腿疗穴位	三阴交、阴陵泉、太溪。每穴按摩2～3分钟，每日1～2次。

太溪位于足内踝尖与跟腱水平连线的中点处。

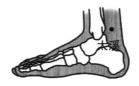

三阴交在小腿内侧，当足内踝尖上3寸，胫骨内侧缘后方；正坐屈膝成直角取穴。

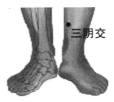

3.补肾健脾法

肾气亏虚、脾气不足无力运化，也可通过两个方法解决。一是腿浴当中菟丝子、益智仁、沙苑子、桑葚子、山药、远志、茯苓、肉苁蓉、生熟地、山萸等药物；另外就是腿足疗法的三阴交、太溪、阳陵泉等穴位。

腿浴药物	菟丝子50克、益智仁50克、山药30克、茯苓30克、肉苁蓉50克。
腿疗穴位	三阴交、太溪、阳陵泉。每穴按摩2～3分钟，每天1～2次。

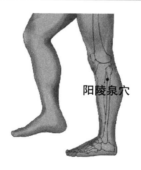

阳陵泉穴

今天给大家的泡腿方是用苦参60克、半枝莲60克泡腿，但要注意的是：

（1）水温一般以40℃为宜。

（2）泡腿时间不宜太长，最多半个小时，老年人更是如此。

（3）最好用有一定高度的平底木桶，使水深浸没至小腿。

（4）可在泡脚的同时按摩涌泉穴，也可以在泡后单独按摩。

另外有一首"八多八少"的歌谣，大家不妨借鉴：少烟多茶，少酒多水，少糖多果，少肉多菜，少盐多醋，少怒多笑，少药多练，少车多步。

腿疗治疗中风后遗症

腿疗作为一种中医外治法，在中风后遗症的治疗中有很好的辅助治疗作用，也越来越受欢迎。相信腿疗可以让中风后遗症的病人减轻负担。中风后遗症的病因，主要可以分为两大类三个方面。两类是有实证和虚证。三大方面是风、痰、虚。针对上面这些原因，我们腿疗采用相关药物腿浴和穴位的反射区刺激达到祛风化痰、滋阴潜阳、通经活络的功效。

1.祛风通络散邪法

上面谈到风邪上扰脑络而发病，既然风邪在中风的发病中充当急先锋排头兵的作用，那么我们当仁不让地要采取措施把这个贼风给干掉，风消失了，无风不起浪嘛，自然疾病也开始走向康复的轨道。

腿疗药物

川乌20克、细辛20克、木瓜50克、千年健50克、天麻30克、地龙50克。

腿浴方法

上药水煎去渣取液3500毫升左右，分为7份，每份再加清水3升左右，倒入药浴袋内，浸泡双下肢，药浴温度，早、后期以温水浴为主，中期以高温浴为主。每次40分钟左右，1天1～3次，每次间隔3～7小时，一份药液可用3天，21天为一疗程。注意每次药浴宜加入少量白酒（10毫升左右）。

点按足窍阴、昆仑、太冲、行间。每穴按摩2～3分钟，每天1～2次。

这里我们说一下昆仑穴，昆仑属于足太阳膀胱经，位置在外踝尖和跟腱之间。古人以昆仑形容最高山峰，我们知道山顶是风最大的地方，所以刺激风邪最盛的昆仑，祛风效果不言而喻。

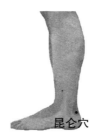

昆仑穴

2.清热化痰、利湿化浊法

"怪病多由痰作祟"，痰又随风随处游走而致病，腿疗同样通过半夏、胆南星等药物，内庭、丰隆、三阴交、地机等穴来健脾化湿。

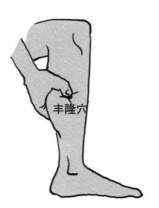

丰隆穴

3.调补肝肾、滋阴潜阳法

中老年的发病往往首先是由于肝肾亏虚，那么我们针对这个根本的原因通过药物和穴位来达到目的。

腿疗药物	党参50克、当归50克、麦冬50克、巴戟天50克、川芎30克。

腿疗穴位	太溪、水泉、丘墟。每穴按摩2～3分钟，每天1～2次。

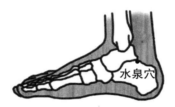

水泉穴

这里我们说一下水泉，水泉属于足少阴肾经，位置在内踝的后下方，太溪穴下一寸。泉，水源也。所以水泉为全身的水源，用于治火。肝属木，木需有水的滋养才能挺拔伟岸，才不会中风。故刺激水泉穴以补水涵木，肝木得水而舒，肝风自然消失。所以水泉这个穴位对于内风引起的中风是很有效的。

● 家用小妙招 —

在中风后遗症里面很常见的一个就是手和脚活动不利，上肢无法伸展，腿抽筋，肌张力高。今天就介绍一个针对这种情况的一个腿浴方法：用伸筋草、红花各50克。加水2000毫升，煮沸10分钟（汤液温度降低须再加热），每日1次，先泡上臂，后泡腿，浸泡时四肢在汤液中加强自主的屈伸活动，连续2个月。

但要注意的是：泡腿时间不宜太长，一般为半个小时。最好用有一定高度的木桶，使水深浸没至小腿。记得平时要加强功能恢复锻炼很有必要。

腿疗治小儿腹泻

婴幼儿腹泻主要是因为脾胃虚弱、外邪犯胃、饮食停滞、脾胃虚寒等原因，那我们就可以通过腿疗的方式达到消食导滞、温中健脾散寒的目的，从而治疗婴幼儿腹泻。

1.祛邪法

针对脾胃虚弱而致使邪气内侵的，我们要针对性地采用健脾理气和胃祛邪的方针，从而治疗腹泻，效果很是明显。

适应症

幼儿感受外邪，出现水样便，呕吐，发热，尿少，食欲差，体重下降，迅速出现脱水症状等。

腿浴药物

藿香50克、白头翁50克、白术50克、苍术50克。

腿浴方法

上药水煎去渣取液2500毫升左右，分为5份，每份再加清水3升左右，倒入药浴袋内，浸泡双下肢，每次5～15分钟左右，1天3次左右，每次间隔3～7小时，一份药液可用3天，15天为一疗程。

腿疗穴位

大都。每次按摩2～3分钟，每天按摩1～2次。

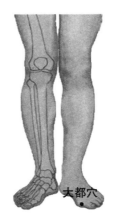

大都穴

大都。大，穴内气血场的范围大也；都，都市也，物质的集散之所也。该穴名意指脾经的气血物质在此聚集。本穴物质为隐白穴传来的生发之气，至本穴后为聚集之状，如都市之物质聚散也，故名。功用可以振奋脾阳，健脾和中。

2.健脾消食法

饮食停滞，导致运化无权，呕吐泄泻。

适应症	婴儿饮食稍多即吐，时作时止，胃脘痞闷，食欲不振，消化力差，口渴不欲饮，喜暖恶寒，四肢不温，面色少华。
腿浴药物	车前子40克、泽泻40克、陈皮50克、炒白术50克。
腿疗穴位	按揉胃经巡行线、大肠经巡行线。每条巡行线按揉2～3分钟，每天1～2次。

用许多方法都治不好的婴儿腹泻，就是用按摩大肠经的方法，在很短的时间内治好了。

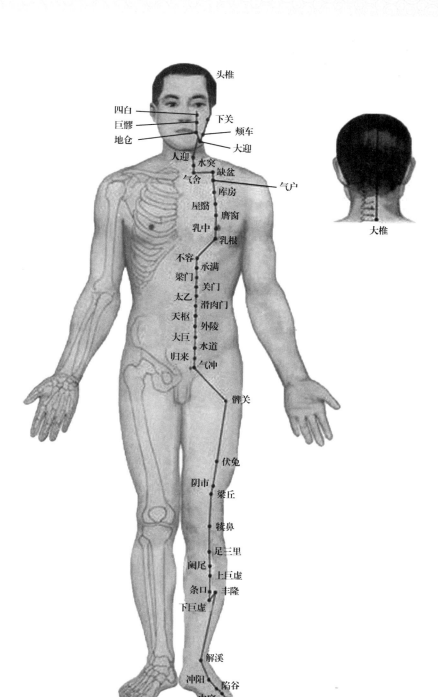

头椎

四白
巨髎
地仓

下关
颊车
大迎

人迎
气舍

水突
缺盆
库房

气户

屋翳
乳中

膺窗
乳根

不容
梁门
太乙
天枢
大巨
归来

承满
关门
滑肉门
外陵
水道
气冲

髀关

伏兔
阴市
梁丘

犊鼻
足三里

阑尾
条口
下巨虚

上巨虚
丰隆

解溪

冲阳
内庭

陷谷
厉兑

大椎

足阳明胃经

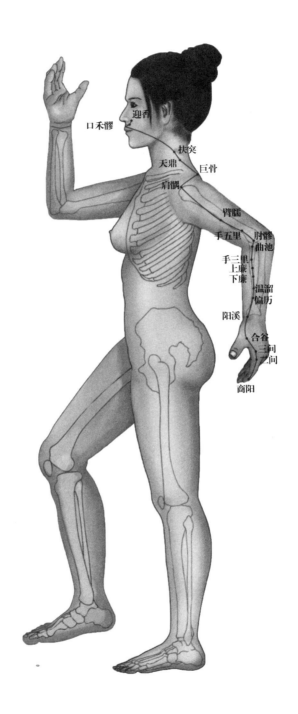

口禾髎
迎香
扶突
天鼎
巨骨
肩髃
臂臑
手五里
肘髎
曲池
手三里
上廉
下廉
温溜
偏历
阳溪
合谷
三间
二间
商阳

手阳明大肠经

3.快速止泻法

在经络中有一个词叫做"七节骨"，可以治疗小儿的腹泻，还有便秘。这个七节骨，竟然可以治疗两种相反的症状，太神奇了！

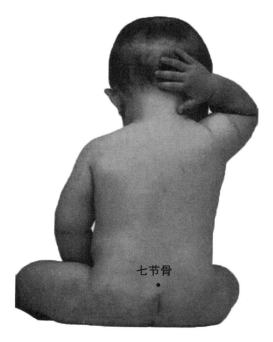

七节骨

七节骨，是否是连续的七节骨头呢？我们先了解一下它的位置，从第四腰椎到尾骨成一条直线。对于婴幼儿来说，他们的脊椎发育不完善，骶骨为5块，尾骨为4～5块，再加上两节腰椎，总共有十几节。随着年龄的增长，骶骨会融合为1块，尾骨也会融合为1块，加上两节腰椎，总共为4节。所以七节骨这个穴位并不是七节骨头。推拿七节骨方法很简单：家长可用拇指或食、中二指从上向下直线推动，我们称推下七节骨；或从下向上直线推动，称推上七节骨。一般操作3分钟，可根据病情轻重适当加减。推上七节骨能起到止泻作用，多用于受凉引起的腹泻或久泻久痢等症。还与按揉百会等合用治疗脱肛、遗尿等症。推下七节骨能起到泻热通便的作用，多用于肠热便秘。您一定要记清楚推拿方向，便秘时向下推，腹泻时向上推，如果方向施反，则疗效减轻或不会有疗效。

另外，还有一个补充，就是七节骨还有一个兄弟穴——龟尾，为什么说龟尾是七节骨的兄弟穴呢？因为它的位置和功效与七节骨密不可分。龟尾位于七节骨的下方，在孩子臀部的尾椎骨处，按摩龟尾对便秘腹泻也能起到很好的治疗作用。两穴同用，能加强疗效。揉龟尾时家长用大拇指轻按于龟尾穴上，然后做轻柔缓和的回旋转动，以300次左右为宜。

龟尾对于成人来说就是长强，属于督脉穴位，督脉的作用是管理人体的阳气，管理不利，阳气下陷，会出现腹泻，脱肛、尿床等疾病；阳气不足，则会出现便秘腹胀等疾病，所以揉龟尾穴能通调督脉之经气，有调理大肠的功能，对止泻、通便、脱肛、遗尿有一定效果。

● 家用小妙招

传统中医在小儿保健上的四大法宝，就是摩腹、捏脊、补脾、按揉足三里，建议一个星期给孩子做3次。每次五六分钟即可。坚持下去，小孩子的体质会越来越好。

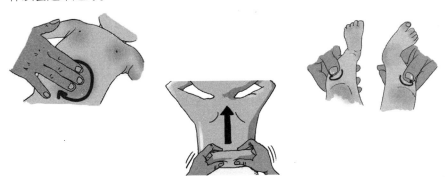

第四章

腿部其他疗法

什么是运动疗法

> 运动疗法是指人体通过运动达到健身和治病目的的治疗方法，也称医疗体育疗法，简称体疗，包括步行、跑步、跳跃、游泳、体操和武术等。一份完整的运动处方应包括以下内容：

运动目的

采取某项运动是为了达到某种目的，本章所涉及的运动处方主要是通过运动达到防病治病、提高健康水平的目的。

运动项目

一般来说，运动项目包括五大类：以增强耐力为主的运动项目，如跑步、游泳、滑冰等；以增强体力为主的运动项目，如哑铃、俯卧撑等；以改善机体柔韧性为主的项目，如健身操、太极拳等；以社区健身器械为主的室外健身项目，如扭腰器、健腹器、踏步机等；以竞赛为主的运动项目，如乒乓球和艺术体操等。

适宜人群

每种运动项目所针对的人群各异：高血压、糖尿病及心脑血管疾病的中老年人，一般不宜选择以力量为主的运动项目，而应选择以提高机体的耐力、柔韧性和放松为主的项目；年轻人可选择以力量和竞赛为主的运动项目；女性及儿童则应该选择以增强体力为主和以改善机体柔韧性为主的运动项目。

运动强度

运动强度直接影响治疗的效果和病人自身的安全，因此肢体疼痛的病人须在自己能够承受的范围内进行运动治疗。

运动所需时间

运动所需时间与运动强度密切相关。一般来说，中老年患者应选择持续时间长、强度低的运动方式，年轻患者可选择持续时间较短、强度大的运动方式，健康的中年人可选择较长时间、中等强度的运动方式，体质虚弱的人可选择强度小的运动方式。

运动频率

选择小运动量的患者或年老体弱者，一般每日运动1次。如果每次运动的间隔时间超过3～4天，就达不到理想效果。

如何确定运动强度

采取运动疗法治病时，运动强度的把握很重要。但是，如何确定运动强度呢？下面向大家介绍几种方法：

正常运动适当心率数值

运动适当心率数值（次／分）=170-年龄（岁）

例如：某患者年龄50岁，其运动适当心率为：170-50（岁）=120（次／分）。

按年龄计算最高心率数值

最高心率数值（次／分）=220-年龄（岁）

例如：某患者年龄50岁，最高心率数值为：220-50（岁）=170（次／分）。

实际运动适当心率数值

运动适当心率（次／分）=按年龄预计最高心率数值×60％

例如：某患者年龄为50岁，最高心率数值应为170次／分（220-

50＝170）。运动适当心率数值为102次／分左右，计算方法是：170×60％＝102（次／分）。

说明：对于年老体弱和心肺功能不全的患者，在计算运动适当心率时，可将公式中的60％改为50％或40％。

心率计算法

将患者按体质强、中、弱分开，分别控制运动强度，此方法适用于患有心血管疾病、高血压、肺源性心脏病和肺气肿等疾病的中老年人，其方法是：运动后心率（次／分）—安静时心率（次／分）。

20次／分		40次／分		60次／分
强壮体质		中等体质		弱体质

运动强度百分比分组法

此方法适用于高血压、冠心病及年老体弱者，其方法是：（运动后心率—运动前心率）／运动前心率×100％。

运动后增加心率数值在51％		运动后增加心率数值在71％
小运动强度	中等运动强度	大运动强度

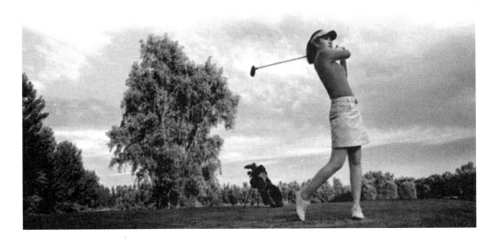

治疗梨状肌综合征的运动

对于早期梨状肌综合征可通过保守治疗使其得到缓解，而运动疗法就是治疗梨状肌综合征很有效的一种方法。通过运动疗法，可有效缓解梨状肌综合征引起的下肢疼痛。可治疗梨状肌综合征的运动方法很多，下面向大家介绍几种：

压腿侧腰运动

患者站立，双臂向两侧伸直，双腿分开超过肩部。屈左膝，并向后伸直右腿，臀部向身体左下方移动，上身向右前方侧屈，弹动2～3次后还原身体。两下肢交替进行，各重复2～5次，每日2～3次。

旋腰运动

患者坐位，双腿伸直成V字形，做腰部旋转运动，先顺时针旋转，再改为逆时针，各旋转10～20圈，交替进行，并逐渐增大旋转的幅度，每日2～3次。

摇椅运动

患者仰卧，双手抱膝，前后摇动身体，每次1～3分钟，每日3～4次，可逐渐增加摇动的幅度和速度。

后伸运动

患者俯卧，双手抱头，将头颈部、胸部抬起并尽量后伸，使其离开床面，稍停片刻后放松。再将双下肢及腰部尽量后伸，使其离开床面，稍停片刻后放松。最后将头颈部、胸部、双下肢及腰部同时离开床面，仅留腹部与床面接触，让身体呈"飞燕"状，停留片刻后恢复原位，重复5~10次，每日4~5次。

后伸腰运动

患者可通过以下两种方式锻炼梨状肌：（1）患者站立，双手扶墙或床头，仰头，双目上视，将腰部尽量后伸至极限，停留1~2秒后恢复原位，重复5~15次，每日2~3次。可逐渐增加腰部后伸的幅度。（2）患者双手叉腰，坐在椅子前部，挺胸抬头，使腰背部略后倾，双目上视，颈部尽量后伸，停留片刻后恢复原位，重复10~15次，每日2~3次。

锻炼梨状肌的运动方法图示

运动治疗梨状肌综合征的方法有：压腿侧腰运动、旋腰运动、摇椅运动、后伸运动、后伸腰运动。

压腿侧腰运动

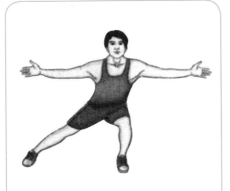

双手叉腰，屈左膝，右腿向后伸直，臀部向身体左下方移动，上身向右前方侧屈，上下弹动2~3次后还原身体。

旋腰运动

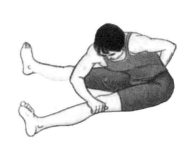

坐位，双腿伸直成V字形，左手背伸向右侧臀下，右手扶握左膝，做腰部旋转运动，先顺时针，再逆时针，并逐渐增大旋转的幅度。

摇椅动作

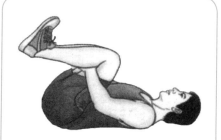

仰卧，双手抱膝，前后摇动身体，并逐渐增加摇动的幅度和速度。

后伸运动

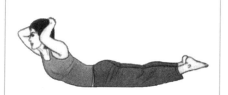

俯卧，双手抱头，将头颈部、胸部、双下肢及腰部同时离开床面，仅留腹部与床面接触，让身体呈"飞燕"状。

后伸腰运动

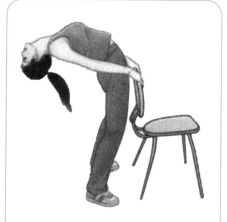

站立，双手扶墙或椅子，仰头，双目上视，将腰部尽量后伸至极限，停留1~2秒后恢复原位。

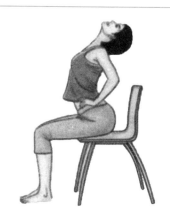

双手叉腰，坐在椅子前部，挺胸抬头，使腰背部略后倾，双目上视，颈部尽量后伸，停留片刻后恢复原位。

预防下肢肌肉萎缩的运动

膝关节是人体下肢最重要的关节，疼痛时常给患者的生活带来极大的不便，甚至造成下肢肌肉萎缩。为预防下肢肌肉萎缩的发生，我们可以经常做下列运动：

行走运动

行走是锻炼膝关节最好的方式，通过行走，膝关节不断地做屈曲和伸展运动，下肢的肌肉也在不停地收缩和舒张，进而可以有效地预防下肢肌肉萎缩。但需要注意以下问题：①运动量不要超过自身的承受范围，以免对膝关节造成进一步伤害。②行走速度不宜太快，双足踏地要轻，以保护膝关节不受损伤。

下蹲运动

人体在下蹲和起立的过程中，下肢肌肉可以得到很好的锻炼。其方法是：患者手扶家具、墙壁等，双膝缓慢做下蹲运动，直达双膝屈曲的极限位，然后再慢慢起立，直至双膝完全伸直，反复进行，每日2～3次。需要注意的是，患者在下蹲的过程中，如出现明显的膝关节疼痛感，应立即停止，以免对膝关节造成进一步损伤。

抗阻力运动

坐在床边或椅子上，大腿位于床面或椅子面，小腿伸出床沿或椅子面。患侧腿的膝关节伸直，使大腿和小腿保持在一条直线上，然后放松肌肉，让小腿在重力的作用下使膝关节逐渐屈曲至90°，与地面基本垂直。然后再通过大腿肌肉的收缩带动膝关节和小腿再次伸直，达到锻炼下肢肌肉的目的。为了强化抗阻力运动的效果，可在上述运动的基础上，在患侧肢体上捆绑2~4千克的沙袋或重物，再令患侧下肢"负重"做伸直抗阻力运动。还可将健侧肢体放在患侧肢体上，以增加肌肉收缩的阻力，再进行屈伸膝关节运动。

被动运动

除了上述几种可以自己操作的主动运动外，自己运动有困难者，还可通过他人帮忙进行被动运动。方法是：患者平卧在床上，治疗师一手扶住患者的膝关节，另一只手握住患者的踝关节，用力伸屈膝关节，反复进行。刚开始治疗时，被动活动的膝关节可能会出现疼痛，但经过一段时间的训练后，膝关节的功能会逐渐改善，疼痛也会逐渐缓解。

治疗下肢肌肉萎缩的运动方法图示

治疗下肢肌肉萎缩的运动方法有主动运动和被动运动两种，主动运动适用于自己行动方便者，被动运动适用于自己运动有困难者。

下蹲运动

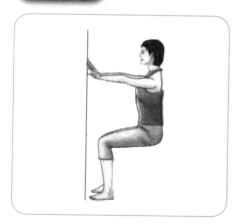

手扶墙壁，两脚分开，与肩同宽，双膝缓慢下蹲，直到双膝屈曲到极限位，再慢慢起立，直至双膝完全伸直，反复进行。

抗阻力运动

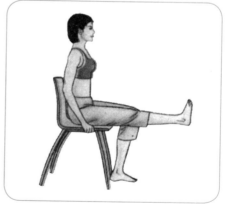

坐在椅子上，让患侧腿的膝关节伸直，使大腿和小腿保持在一条直线上，也可在患侧肢体上捆绑2~4千克的沙袋或重物以增强效果。

缓和膝关节疼痛的运动

　　膝关节的活动与股四头肌、腿后腱肌、小腿三头肌的三块肌肉有关。其中，股肌是膝关节进行伸直动作时的粗大肌肉，当膝关节疼痛使膝关节活动受限时，股四头肌就得细瘦；腿后腱肌是弯曲膝关节的肌肉，具有强大的肌力；仅次于股四头肌容易衰弱的小腿肚的肌肉，即小腿三头肌。所以，对于膝关节的疼痛，要从强化股四头肌（大腿的肌肉）和小腿肚的肌肉（小腿三头肌）着手。

仰卧抬腿运动

　　患者仰卧，伸直双腿，将疼痛侧的腿慢慢抬高至20°～30°（注意，当腿抬高超过30°时，就不再是股四头肌的运动，而变成腹肌的运动了），保持此姿势5秒，然后慢慢放下。注意，不要一下子就放下腿，应当腿脚碰到地板时再放松力量。这是锻炼股四头肌的运动，运动量较大，适合肌力稍强的人。

负重抬腿运动

　　坐在椅子上，在脚踝绑上1千克左右的重物（如重锤袋，或穿着滑冰鞋），然后慢慢将脚伸直，静止5秒后，再慢慢放下脚。当能轻松进行这项运动20次左右后，就每次再增加0.5千克的重物。女性以增加到3千克，男性是4千克左右为佳。这种使腿在阻力下进行的运动，可使腿部肌肉逐渐发达。

踝关节上下翻运动

　　通过踝关节上下翻，可强化小腿肚的肌肉。其方法是：坐在椅子上，将脚抬起，足底与地面平行，然后将脚尖尽量向上抬起，此时，小腿肚处于绷紧状态，维持5～10秒，再改为脚尖尽量向下绷紧，也坚持5～10秒。双下肢交替进行，每日3～5次。

踮脚尖运动

手轻轻扶在桌沿上，使身体保持平衡，然后慢慢踮起脚尖。保持此姿势3秒，再慢慢放下脚跟，每日进行10～20次。长期坚持做此项运动，会使小腿肚变硬，可在泡澡时加以按摩来排除疲劳。

膝关节疼痛的运动方法图示

膝关节疼痛时，可通过下列运动来治疗，包括仰卧抬腿运动、负重抬腿运动、踝关节上下翻运动、踮脚尖运动等。

仰卧抬腿运动

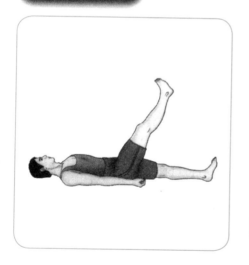

负重抬腿运动

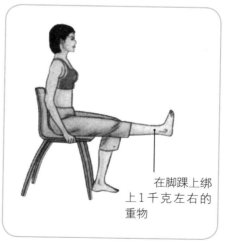

在脚踝上绑上1千克左右的重物

仰卧，双腿伸直，将疼痛侧的腿慢慢抬高至20°～30°，保持此姿势5秒，然后慢慢放下。

坐在椅子上，在脚踝绑上1千克左右的重物，然后慢慢将腿伸直，静止5秒后，再慢慢放下脚。

类风湿性关节炎的运动

类风湿关节炎是一种全身性的慢性结缔组织疾病，常造成患者关节疼痛、畸形等后果。类风湿关节炎可通过下列运动疗法进行治疗和缓解。

弯腰运动

步骤一：患者站立，两脚分开，与肩同宽，双臂上举，头上抬，双目仰视，慢慢弯腰，双手触摸双足，坚持1～2秒后恢复原位，重复10～20次，每日2～3次。

步骤二：患者站立，双手叉腰，双脚分开，与肩同宽，向后做弯腰运动，头颈部后倾至极限位后停留1～2秒，再恢复原位，重复10～15次，每日2～3次。

膝髋运动

步骤一：患者呈盘腿打坐的姿势，双足置于对侧小腿下，双手置于两侧膝关节上，逐渐用力压膝关节，使膝关节尽量贴近床面，以达到使髋关节外旋的目的，坚持1～5秒后放松，使膝关节离开床面，重复10～20次，每日2～3次。

步骤二：患者仰卧，将一侧下肢抬起，使大腿与床面垂直，在此位置上屈曲膝关节，使小腿与床面平行，坚持2～3秒后，伸直膝关节，并放平该下肢，双下肢交替进行，重复10～15次，每日2～3次。

步骤三：患者俯卧，屈曲一侧膝关节成90°，即小腿与床面垂直，坚持3～5秒后，伸直膝关节，恢复原位，双下肢交替进行，也可双下肢同时进行，重复10～15次，每日2～3次。

步骤四：患者站立位，双手叉腰，双足分开，与肩同宽，提大腿同时屈膝90°，小腿与地面垂直，坚持2～3秒后将小腿向前方踢出，伸直膝关节，再坚持2～3秒后恢复原位，双下肢交替进行，每日10～15次。

步骤五：患者站立，双脚分开，与肩同宽，一只脚向前跨出一大步，呈"弓步"，使前腿膝关节屈曲成90°，后腿伸直，双手压于前腿膝关节之上，向下继续强力屈曲膝关节，反复向下，振动3～5次后恢复原位，双下肢交替做上述动作，重复10～15次，每日2～3次。

趾踝运动

坐在椅子上，双下肢伸直，做踝关节旋转运动，先顺时针旋转10～15圈，再逆时针旋转10～15圈。双踝关节交替进行，每日2～3次。

类风湿性关节炎的运动方法图示

类风湿性关节炎可通过运动治疗，方法有弯腰运动、膝髋运动、趾踝运动等。

向前做弯腰运动

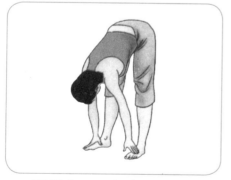

两脚分开，与肩同宽，双臂上举，头上抬，双目仰视，慢慢弯腰，双手触摸双足，坚持1～2秒后恢复原位。

向后做弯腰运动

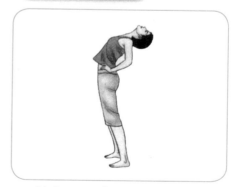

站立，双手叉腰，双脚分开与肩同宽，向后做弯腰运动，头颈部后倾至极限位后停留1～2秒，恢复原位。

减少膝关节积液的运动

膝关节出现积液会导致关节疼痛、肿胀、活动受限等。如果是疾病引起的积液应先治疗原发疾病。如果是创伤引起的积液，应避免膝关节的反复撞击、过度运动和超负荷运动。如果是关节退行性改变引起的积液，应注意休息，减轻关节磨损，以达到缓解疼痛、消除肿胀的目的。

直腿抬举运动

患者仰卧，双下肢伸直，慢慢抬起一侧下肢，抬腿的高度根据个人的情况而定，坚持5～10秒钟后放下，两下肢交替进行，各做10～30次，每日2～3次。在大腿肌力逐渐恢复的情况下，一方面可增加每次抬举大腿的次数或增加每日运动的时间，另一方面也可在腿上绑上重物（如沙袋、枕头等），以增加抬腿的阻力，达到有效锻炼肌肉的目的。

膝关节不负重屈伸运动

患者仰卧，双臂伸直，抬起大腿，使之与床面垂直，在此基础上，屈伸膝关节，运动小腿10～30次，或连续运动5～10分钟，每日2～3次。此动作有利于积液的吸收和肿胀的消退。

膝关节抗阻力屈伸运动

坐在椅子上，治疗师将患侧下肢抬起，做摆动动作，以减轻运动时膝关节的疼痛。通过自然摆动小腿，使膝关节的活动度逐步加强。摆动时间根据患者的实际情况而定。然后，让患者将小腿慢慢伸直，与地面平行，坚持3～5秒钟后放松，反复做15～20次，每日3～4次。最后，在患者伸直小腿时，治疗师用手按压小腿，并随小腿抬起适当加压，给小腿抬起增加阻力，以达到锻炼下肢肌力的效果。治疗师下压小腿的力量基本与小腿上抬的肌力平衡，每日2～4次。

骑自行车运动

此动作属于半负重性质的膝关节运动，可以在康复器械上进行，也可以在骑自行车的过程中完成。每次骑行10～15分钟，每日2～4次，以不造成膝关节组织肿胀为标准，运动量也可因人而定。

膝关节积液的运动方法图示

膝关节出现积液时，可通过运动治疗，运动方法有：直腿抬举运动、膝关节不负重屈伸运动、膝关节抗阻力屈伸运动、骑自行车运动。

直腿抬举运动

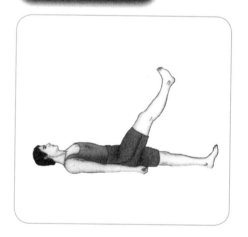

膝关节不负重屈伸运动

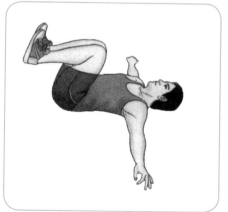

仰卧，双下肢伸直，慢慢拾起一侧下肢，坚持5～10秒钟后放下，两下肢交替进行。也可在腿上绑上重物（如沙袋、枕头等），以增强肌肉的锻炼。

仰卧，双臂伸直，抬起大腿，使之与床面垂直，在此基础上，屈伸膝关节，运动小腿10～30次，也可在小腿上绑上重物，以提高治疗效果。

预防和治疗膝关节滑膜炎的运动

膝关节滑膜炎往往会造成关节肿胀、疼痛和关节腔积液，使患者的关节屈曲不灵活，同时有疼痛感。出现膝关节滑膜炎时，一方面要对症治疗，另一方面还要配合运动疗法，来缓解疼痛、消除肿胀、吸收积液，达到治疗的目的。

仰卧抬腿运动

患者仰卧，右侧膝关节弯曲，左侧膝关节伸直，缓慢抬起左腿。当左腿抬起40°～50°时，坚持5～7秒，然后继续抬腿至极限位，再坚持5～7秒后放下，双下肢交替进行，重复10～30次，每日2～3次。也可在此基础上，在腿上捆绑一个0.5～2.0千克的沙袋或重物，效果会更好。

仰卧抱膝运动

患者仰卧，双腿慢慢做屈髋、屈膝动作，当膝关节逐渐接近胸腹部时，双手抱住双膝，坚持5～7秒后放手还原，重复10～30次，每日2～4次。

俯卧屈膝后抬小腿运动

患者俯卧，缓慢屈曲一侧膝关节，将小腿抬起，使脚跟尽可能接近臀部，坚持3～5秒后，放下抬起的小腿，恢复原位，换另一侧小腿。双小腿交替进行，各做10～30次，每日2～4次。

踩踏板运动

准备一个高30～40厘米的小凳子，也可利用楼梯进行。具体方法是：先用一只脚踏在小凳子或台阶上，再将另一只脚也踏在小凳子或台阶上，最后退一步回到地面，反复做10～20次，或3～10分钟，每日2～3次。选择的小凳子要结实、稳当，以防被踩翻，造成危险。高龄患者由于身体调节能力差，最好不要做此运动。

站立提腿运动

患者站立，一只手扶住桌面，单腿站立，屈曲另一条腿的膝关节，使小腿后伸，患者的另一只手在身后握住后伸小腿的踝部，并向臀部提拉该小腿，使大腿肌肉有一种被牵拉的感觉，坚持3~5秒钟后松手，使该腿恢复原位，然后换另一条腿。双腿交替进行，各提拉10~20次，每日2~4次。

膝关节滑膜炎的运动方法图示

膝关节滑膜炎的患者可通过以下运动进行治疗：仰卧抱膝运动、俯卧屈膝后抬小腿运动、踩踏板运动、站立提腿运动等。

仰卧抱膝运动

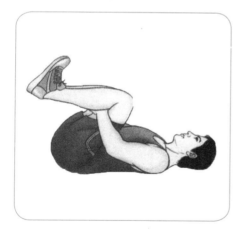

仰卧，双腿慢慢做屈髋、屈膝动作，当膝关节逐渐接近胸腹部时，双手抱住双膝或大腿，坚持5~7秒后放手。

俯卧屈膝后抬小腿运动

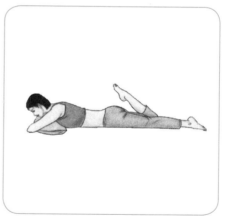

俯卧，缓慢屈曲一侧膝关节，将小腿抬起，使脚跟尽可能接近臀部，坚持3~5秒后放松。两腿交替进行。

踝关节扭伤的运动

踝关节扭伤会使局部组织出现明显肿胀、疼痛和活动受限等，治疗时应局部冷敷，或使用绷带、小夹板等进行固定，使损伤的组织处于相对静止状态，以利于尽快康复。在踝关节扭伤的中、晚期，疼痛、肿胀的现象已明显缓解，治疗原则应由"静"转为"动"，即选择合适的运动疗法进行治疗。

踝关节屈曲运动

坐在椅子上，将患足抬起，做屈伸运动10～40次，每日2～4次。此运动可帮助缓解扭伤后关节的黏连，促使其恢复正常功能。刚开始做此运动时，可能会由于疼痛和关节僵硬等原因，屈伸范围和角度都较小，随着踝关节的恢复，可逐渐增加踝关节的活动范围。如果患者自己无法活动，可由他人帮忙进行被动运动，但要注意根据患者自身的情况确定踝关节屈伸运动的幅度。

踝关节旋转运动

患者坐在椅子上，将患足抬起，先顺时针旋转踝关节，再逆时针旋转踝关节，各进行20～30次，每日2～3次。患者也可坐在椅子上，双足夹住一篮球或足球，用双脚反复转动该球，达到运动踝关节的目的。通过踝关节的旋转运动，可以减轻踝关节的肌肉萎缩程度，帮助恢复踝关节的功能，防止因卧床而引起下肢静脉血栓。

弓步旋转运动

患者站立位，一足向前迈一步，前足掌着地，膝关节屈曲成"弓步"。患者双手扶膝，以踝关节为轴心，先做顺时针旋转5～10圈，再做逆时针旋转5～10圈。两踝关节交替做5～15遍，每日2～4次。

水中运动法

准备一个洗脚盆或浴盆，盆中注入40℃～50℃温水，也可将活血化瘀的中草药置于水中，用文火煮沸，待温度降到40℃～50℃时，再将患足泡于水中，以增强治疗效果。通过水的传导作用，踝关节的血液循环会逐渐通畅，达到舒经、活血、止痛的效果。患足在水中还可进行踝关节屈伸、内外翻和旋转动作。每日泡足和运动踝关节10～20分钟，每日2～3次。在此基础上，还可以配合水中按摩，强化治疗效果。

踝关节扭伤的运动方法图示

运动疗法对治疗踝关节扭伤非常有效，通过踝关节的屈曲、旋转，以及利用药物和水的温度，可以达到舒经、活血、止痛的目的。

踝关节屈曲运动

踝关节旋转运动

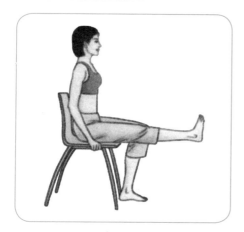

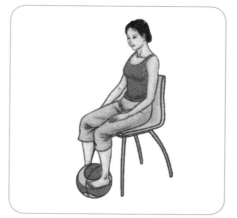

坐在椅子上，将患足抬起，做屈伸运动。随着裸关节的恢复，可逐渐增加裸关节的活动范围。

坐在椅子上，双脚夹住一篮球或足球，用双脚反复顺时针和逆时针转动该球，可帮助恢复踝关节的功能。

O型腿的矫正运动

正常人的下肢看起来应该是直的，即当两侧踝关节内侧并拢时，双侧膝盖能够靠拢。而当双侧膝盖之间的距离在2厘米以上时，就称为O型腿，又叫膝内间俗称罗圈腿。O型腿可通过下列运动来矫正：

站着矫正O型腿

站立位，两脚分开，与肩同宽，一只手扶住桌面或墙。背部挺直，身体重心放在距离桌面或墙较远的那只脚上，抬起脚跟，施力5秒再放轻松5秒，然后换另一侧脚，左右各做5次。

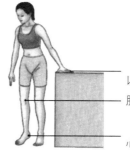

手轻轻扶住桌面以稳定身体

膝盖微微弯曲

脚跟抬起，身体重心放在此脚的脚尖上。

坐着矫正O型腿

在桌子前放一椅子，两脚并拢坐在椅子上，双手放在桌面上，让身体保持稳定，背部挺直，在地上铺一块30～40厘米长的毛巾。先用一侧的脚趾抓住毛巾，慢慢拉到脚边，当拉到毛巾的另一端时算做1次。然后换另一侧脚来完成此动作，左右各做3～5次。

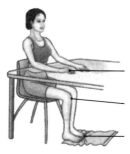

双手放在桌面上来稳定上身

双腿并拢

用脚趾抓住毛巾

舒缓小腿肌肉的运动

当小腿肚僵硬和疲劳时，可通过下面的运动来舒缓小腿的肌肉。下面三个动作为一组，这些动作每做一次就应变换一次前后脚的组合，左右各做8次。此动作对矫正O型腿也有很好的效果。

准备动作

取站立位，双手置于腰部，背部挺直。两脚前后交叉，脚尖朝向身体外侧。

眼睛直视前方

背部挺直

双手置于腰部

一脚置于另一脚前，且两脚尖朝外。

呼气时的运动

先吸一大口气，然后一边慢慢吐气，一边弯曲膝盖，同时身体重心下移。在感觉快没有气之前停止动作，再把剩下的气全部吐出。

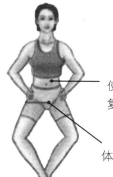

边吸气边使身体慢慢回复到原来位置

边呼气身体重心边往下降

吸气时的运动

以弯曲膝盖的状态吸气之后，再慢慢吐气，双膝逐渐回到原来的姿势。

消除脚部浮肿的运动

脚部浮肿、僵硬等症状的出现多是由于血液循环不畅，这时，通过伸缩小腿肚的肌肉，可以促进腿部血液的流通，同时松开僵硬的肌肉，消除脚部疲劳。运动过程中要配合呼吸，并慢慢活动脚部。此动作完成后，会使你的脚感到轻松舒适，并助你轻松入眠。

利用毛巾伸展腿后的肌肉

长时间站立工作而出现脚部疲劳、浮肿的人，可借助毛巾来调整运动的强度。

具体方法是：

1.患者闭目仰卧，深呼吸。

2.一边用鼻子吸气，一边抬高一条腿，用毛巾从脚心套住这只脚，两手抓住毛巾的两端，然后以上身向下的重量来拉毛巾。脚在被拉向胸部方向时，即可伸展腿后侧的肌肉。

3.最后，一边吐气，一边放松身体，弯曲膝盖，放下脚，左右脚交替进行2次。身体柔软的人，可握短毛巾，或直接用手勾住脚底。

仰卧运动脚踝

对于整天坐着工作的人，或穿高跟鞋造成脚疲劳的人，可通过运动脚踝来消除脚部的浮肿。具体方法是：

1.患者仰卧，双脚并拢，手掌朝上。保持此姿势，从口中慢慢将气吐出。

2.然后一边用鼻子吸气，一边将左脚垂直抬起。

3.再一边吐气，一边将左脚的脚跟向上突起，此动作可伸直脚踝部的跟腱。

4.接着，边吸气，边伸直脚尖，配合呼吸慢慢各进行4次。

5.边吐气，边将左脚慢慢放下。

6.左脚结束后，换右脚，反复进行4次脚跟突起和脚尖伸直的动作，左右脚交替进行2次。

7.然后，两脚并拢，同时进行上述动作。将两脚垂直抬高，配合呼气，慢慢抬起脚跟，然后边吸气，边伸直脚尖，反复进行4次。最后，慢慢将脚放下。

以上动作，都要配合呼吸来进行。

脚部浮肿的运动方法图示

运动疗法对缓解脚部浮肿很有效，主要是通过伸展腿后的肌肉和运动踝关节来缓解。

利用毛巾伸展腿后的肌肉

此动作主要通过牵拉脚部和腿后的肌肉，达到消除脚部浮肿的目的。

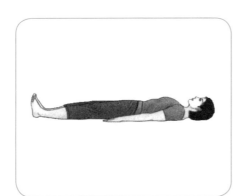

双脚并拢，闭目仰卧，两上肢自然放在身体两侧，进行深呼吸。

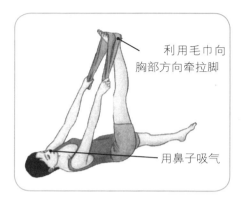

利用毛巾向
胸部方向牵拉脚

用鼻子吸气

边用鼻子吸气，边抬高一条腿，用毛巾从脚心套住这只脚，两手抓住毛巾的两端，向胸部方向拉毛巾，保持15秒，直到腿的后侧稍感疼痛，两下肢交替进行。

仰卧运动脚踝

患者仰卧，双脚并拢，手掌向上，从口中慢慢吐气。然后按照下述步骤进行运动：

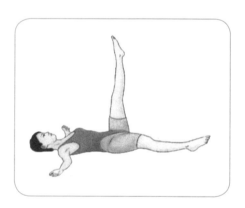

一边用鼻子吸气，一边将左脚垂直抬起，使脚尖向上。

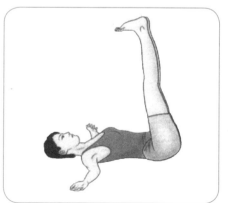

一边吐气，一边将左脚的脚跟向上突起，即脚尖向下勾，两下肢交替进行。

膝关节骨关节炎的运动

膝关节骨关节炎是一种常见的、慢性的关节病变，主要发病人群为50岁以上的中老年人，表现为关节疼痛、肿胀、运动受限等症状。发病原因是膝关节的软骨、软骨下骨及关节边缘受损、破坏、增生，引起膝关节疼痛、肿胀、活动受限等。膝关节骨关节炎患者可通过以下运动来改善。

卧位直腿抬高运动

患者仰卧，下肢伸直，踝关节呈90°，先将一侧下肢慢慢抬起，离开床面10厘米高，坚持5~10秒，再改为另一侧下肢做上述动作。两腿交替进行，各做10~30次，每日2~3次。此运动可增强大腿前方肌肉的力量。随着大腿肌肉运动力量的增加，可在双侧踝关节附近系上沙袋等重物，重物的重量根据自己的体质而定。

坐位直腿抬高运动

患者坐于椅子的前部，双手扶椅子面，身体前倾，一侧下肢膝关节屈曲，另一侧下肢伸直，踝关节呈90°。将伸直的下肢慢慢抬起，离开地面10~20厘米高时，坚持5~10秒，再改用另一侧下肢做上述运动。两下肢交替进行，各做10~30次，每日2~3次。

下肢外展运动

患者侧卧，两下肢并拢，将上面的腿慢慢抬起，离开床面10~20厘米高，坚持5~10秒。然后改变侧卧方位，换另一腿做抬腿运动。两腿交替进行，各做20~30次，每日2~3次。此方法可锻炼大腿外侧肌肉。随着大腿肌肉的增强，可在踝关节系上重物。

坐位夹球运动

患者坐在床上或地毯上，将一个排球或篮球置于两大腿之间，用力夹球5～10秒钟，重复10～30次，每日2～3次。此方法主要锻炼大腿内侧肌肉。

需要注意的是，患者在做夹球运动时，双膝关节要保持伸直或略屈曲，以球不离开床面或地面为标准。

膝关节骨关节炎的运动方法图示

膝关节骨关节炎可以通过运动来缓解，运动方法有：卧位直腿抬高运动、坐位直腿抬高运动、下肢外展运动、坐位夹球运动。

卧位直腿抬高运动

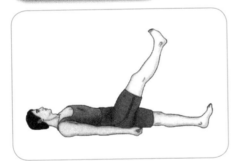

仰卧，下肢伸直，将一侧下肢慢慢抬起，离开床面，坚持5～10秒，两下肢交替进行。

坐位直腿抬高运动

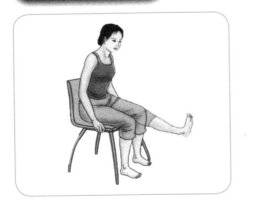

坐于椅子前部，双手扶椅面，身体前倾，一侧下肢膝关节屈曲，另一侧下肢伸直，踝关节呈90°，慢慢抬起10～20厘米，坚持5～10秒。两下肢交替进行。

下肢外展运动

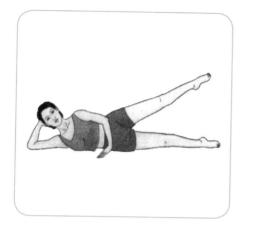

　　侧卧，两下肢并拢，将上面的腿慢慢抬起，离开床面10～20厘米，坚持5～10秒。然后改变侧卧方位，换另一腿做抬腿运动。

坐位夹球运动

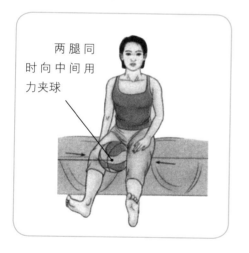

两腿同时向中间用力夹球

　　坐在床上或地毯上，将一个排球或篮球置于两大腿之间，用力夹球5～10秒钟，反复做10～30次，每日2～3次。

温冷疗法的原理

温冷疗法是用冷敷或热敷的方式，通过给疼痛局部或疼痛周围加热或冷却，以调节体内血液循环，改善肌肉疲劳的状况，最终达到缓解疼痛的目的。这种方法操作简单，比较适合家庭中使用。然而，冷敷和热敷一冷一热，各有千秋，功效不同，须结合具体情况来选择和使用。

热敷

热敷是利用热毛巾、暖水袋等直接敷于患处，使肌肉、肌腱和韧带等组织松弛，解除因肌肉痉挛、强直而引起的疼痛，还可减轻深部组织充血，使局部血管扩张。热敷可消除炎症，促进局部血液循环，有助于坏死组织的消除和新组织的修复。

热敷时要注意以下问题：

1. 使用的道具不可直接接触皮肤。

2. 若是长时间热敷，要小心低温烫伤的危险。

3. 热敷后要注意保暖，小心别让身体着凉。

冷敷

冷敷疗法是用冷毛巾或冰袋等物体放置在人体的病变部位上，使局部的毛细血管收缩，起到散热、降温、止血、止痛及防止肿胀等作用的一种方法。冷敷适用于扁桃体摘除术后、鼻出血、早期局部软组织损伤、高热病人、中暑者、牙痛及脑外伤病人。

冷敷时要注意以下问题：

1.使用的道具不可直接接触皮肤。

2.冷敷时间不能超过15分钟，时间过长会使血液循环变差。

3.冷敷后要擦干身体，别让肌肤潮湿而置之不理。

冷敷、热敷的使用

需要注意的是，如果刚受到闭合性外伤，即没有伤口时的受伤，不能立即进行热敷，否则会促使血管扩张，加重受伤部位的肿胀。正确的方法是：先用冷敷控制出血，然后再用热敷，以扩张血管，促进瘀血吸收。感染时要避免热敷，而各种内脏出血、急腹症等，不宜热敷。

温冷疗法

温冷疗法都可以用来治疗疾病，但是它们的原理却截然相反，相应地，应用范围也有所区别。

热敷治疗疾病的原理

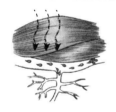 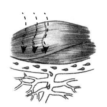 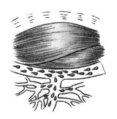

低温收缩的血管在温度提高时开始扩张。

血液流通至身体末端和毛细血管。

血液在体内自由循环，使肌肉得以松弛。

冷敷治疗疾病的原理

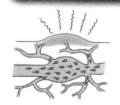 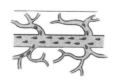 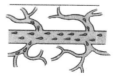

患部因发炎而发热。

冷敷使血管收缩，从而达到消除肿胀的目的。

恢复正常温度的血管扩展为正常状态。

膝关节疼痛、神经痛和风湿痛：自制热毛巾

当有膝关节疼痛、神经痛和风湿痛等症状时，可以通过自制的热毛巾热敷疼痛部位，以使患处从外到内暖和起来，从而达到缓解疼痛的目的。需要注意的是，关节部位有肿胀、发热现象时禁止热敷。

热毛巾热敷的优点

1. 温度可以自己来调节。

2. 可以让身体从外到内暖和起来，达到消除疼痛的目的。

3. 可使精神达到放松。

注意事项

1. 不能直接接触患部。

2. 毛巾的湿度要把握好，不可拧得太干。

3. 不要封住塑料袋的口。

4. 热敷后感觉疼痛加剧时，要立即停止。

如何热敷？

热敷之前要先确定疼痛部位没有肿胀和发热，热敷时要以半月板为中心，热敷整个膝盖。方法是：用热毛巾覆盖整个膝盖，每次热敷15分钟，毛巾渐渐变凉之后再换另外一条毛巾，再热敷15分钟。

自制热毛巾

自制热毛巾时，毛巾的湿度和温度一定要把握好。具体制作方法为：

1.准备2～4条小毛巾，1个塑料袋。

2.把小毛巾弄湿之后，轻轻拧一下。拎着毛巾一角时，会有些微的水滴出即可。

3.把湿毛巾叠好放进塑料袋，不要封口，放入微波炉中加热1分钟。

4.从微波炉中取出毛巾，用干毛巾包裹，利用包覆的毛巾数量来调整热度。

膝关节保健

1.侧躺练习：左侧卧，膝盖微弯，脚后跟并拢。头枕在左臂上，眼睛直视前方。右手持约1～2千克的重物，放在腿外侧。然后腹部绷紧，臀部绷紧，尽量抬高右腿的膝部，抬腿时身体不动，坚持几秒钟，放下。重复练习15次，换腿。

2.抬腿练习：站在一个稳固的长凳或台阶后面，右脚踏上（脚后跟不要悬空），并将重量集中于右脚，身体抬高，左脚脚趾接触台阶，坚持1～5秒钟。然后放低左脚，轻叩地面。重复8～10次，换腿。

3.架桥练习：平躺于地，膝盖弯屈，双脚分开，与臀部同宽，手臂放在两侧。缓慢抬起髋部，平稳离开地面。然后缓缓放下。重复15次。

4.伸腿运动：平躺，膝盖弯屈，脚平放于地。伸出左腿，套入伸缩拉带或毛巾，双手抓住拉带两端。用拉带把腿拉向胸前，再用力将小腿伸直，保持10～30秒，以锻炼小腿肌肉和脚筋。重复该动作3～5次，然后换腿。

慢性疼痛和寒冷引起的下肢疼痛：用姜热敷

对于慢性疼痛和寒冷引起的膝盖疼痛，可以用姜热敷疼痛部位。在这个过程中，姜的药效起了很重要的作用。有些人由于自身体质的原因，不适用此种疗法，所以在用姜热敷患部之前，应先试放在手臂内侧，确认是否过敏。

用姜热敷的优点

1. 可以有效促进新陈代谢。
2. 可以一次热敷大范围，因此只要知道穴位大概的位置即可。
3. 不必高温热敷，就有良好的功效。

注意事项

1. 不要直接接触患部，必须用纱布包起来。
2. 不能重复使用，最多只能用2次。
3. 如果皮肤有肿胀现象就不能使用。

如何热敷

首先，用手心触摸患部，确认是否发热，还要确认疼痛的部位是否肿胀，当疼痛部位没有发热或肿胀时，才可用姜热敷。方法是：把用纱布包裹的热姜放在疼痛部位，热敷大约10~15分钟。

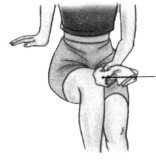

如果热敷5分钟后，皮肤有变红或发痒的现象，说明皮肤对姜过敏，要立即停止。

慢性疼痛或疲劳引起的下肢疼痛：用泡澡温和患部

对于下肢慢性疼痛或由于疲劳而引起的疼痛，可通过泡澡来温和患部，如果能在泡澡过程中配合使用入浴剂，并结合按摩，效果会更好。

泡澡的优点

1. 配合使用入浴剂，能收到意想不到的效果。
2. 可以让身体长时间保持暖和。
3. 结合伸展操和按摩，效果会更好。

注意事项

1. 浴室和换衣服的地方，温度要大致相同。
2. 泡澡次数并不是越多越好，一天泡澡3次以上，反而会更疲劳。
3. 下肢突然疼痛时，不要立即泡澡。

如何温和患部

在浴盆中注入约40℃的温水，稍微弯曲膝盖浸泡在热水中。在这个过程中，可轻轻按摩疼痛部位，能有效舒缓腿部不适。浸泡10分钟后，从浴缸中出来，用20℃左右的冷水淋浴约1分钟，并用冷水集中冲洗疼痛部位。然后再泡澡5分钟，重复以上动作4~5次。

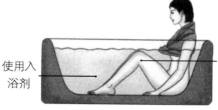

使用入浴剂

按摩疼痛部位

突发性疼痛：用冰块或冰袋冷敷

在下肢刚刚开始疼痛的时候，用冰块或冰袋进行冷敷，可以遏制突发性的疼痛，并有效抑制因发热而引起的肿胀。

冷敷的优点

1. 可以遏制突发性疼痛。
2. 可以抑制发热引起的肿胀。
3. 身体局部舒缓之后，精神也会稳定下来。

注意事项

1. 对患部进行冷敷后如果仍然疼痛，要立即停止。
2. 冷敷时要随时注意自己的感觉，不可过度冷敷。
3. 一天冷敷的时间总计不能超过1个小时。

如何冷敷

把冰块放入塑料袋，在塑料袋中洒一些盐巴，以延长冷敷的时间。然后封口，再用毛巾包起来，敷在患部。冷敷15分钟后，休息5分钟，重复此动作2～3次。另外，可用手帕等把罐装冷饮包起来，放在患部进行冷敷，还可使用冷却型贴布进行冷敷。注意，一天冷敷的时间总计不得超过1个小时。

可做冷敷的物品

我们身边的许多东西都可用作冷敷，可用作冷敷的物品及其的使用方法分别是：

可做冷敷的物品	使用方法
冰块或冰袋	用塑料袋和毛巾包裹后冷敷患部
冷冻饮料	用手帕等包裹后冷敷患部
阴凉处或小溪中的小石头	用手帕等包裹后冷敷患部
冷却型贴布	直接贴在疼痛部位

肌肉效贴布是怎么回事

肌内效贴布是一种有着伸缩性的特殊贴布，由透气的棉质制作而成，它不含乳胶及药性，一般不会引起皮肤过敏，也不会遇水而脱落，可连续贴上三四天，而且撕去贴布后也不会在皮肤上留下残留物。这种方法是由一位日本医生于1973年发明的，后来广泛应用于支撑软组织、消肿及缓解疼痛，从而促进身体的自然康复。

肌内效贴布的原理

肌内效贴布可增加皮肤与肌肉之间的间隙，促进淋巴及血液循环，减少引发疼痛的刺激物质，进而减轻肌肉紧张及疲劳，支撑软弱的肌肉组织。加配合正确的部位和贴法使用，便可达到缓解疼痛、促进康复机能及增进运动表现等效果。

肌内效贴布的四大功效

1．恢复肌肉正常机能：使异常紧张的肌肉恢复正常，强化较弱的肌肉。

2．促进血液循环：血液循环减弱，身体特定部位就容易产生瘀血，也会压迫到神经。

3．抑制疼痛：贴布可刺激皮肤和肌肉，达到止痛的效果。

4．矫正错位的关节：肌肉的异常紧张会拉扯骨头，使关节产生错位，而贴布可让筋膜、肌肉的功能恢复正常，矫正错位的关节。

如何使肌内效贴布达到最佳功效

要使肌内效贴布达到最佳功效，使用者必须正确诊断身体受伤部位，并且掌握良好的贴布操控技巧和身体不同部位的贴法。

使用肌内效贴布时的注意事项

1.如果一下子撕掉贴布背面的纸，贴布就会纠结成一团而难以贴牢，所以要慢慢地撕去贴布背面的纸。

2.要贴贴布的皮肤部位必须擦拭干净，也不要涂抹化妆水或乳液等。

3.贴在皮肤后如果有拉扯感就表示贴得太紧了，此时应揭开贴布，重新贴松一点。

4.贴布虽然有抗水性，但洗澡后最好仔细擦干。

贴布的4种基本类型

肌内效贴布有4种基本类型，可根据关节运动方向、肌肉走向与黏贴的部位而有不同的贴法。它们的制作方法如下图所示：

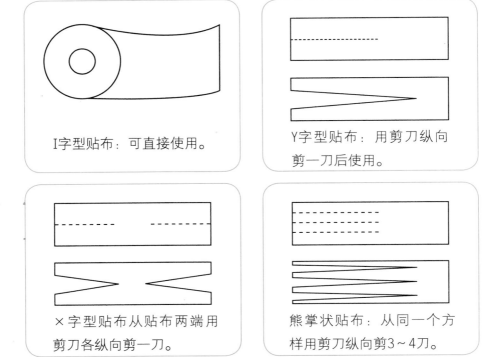

I字型贴布：可直接使用。

Y字型贴布：用剪刀纵向剪一刀后使用。

×字型贴布从贴布两端用剪刀各纵向剪一刀。

熊掌状贴布：从同一个方样用剪刀纵向剪3～4刀。

改善O型腿的贴法

O型腿常常给患者造成疼痛，这是由于大腿骨和胫骨之间的软骨或半月板磨捌后，关节内的空间变小，在这种情况下弯曲膝盖时，两个关节骨会相互摩擦而引起痛。此时，患者可以使用肌内效贴布来改善疼痛，长时间坚持使用还会逐渐改善O型的状况。

使用的贴布

I字型贴布：30cm长的贴布1条。

Y字型贴布：30cm长的贴布1条，切口25cm长。

准备活动

贴布前先要伸展要贴的部位的肌肉。方法是：身体站直，上身前倾，确保大腿的肌肉已经伸展开。

改善O形腿的贴法

O型腿患者可用Y字型贴布和I字型贴布从内外两侧像是把大腿包住般的贴住，且每2～3天更换一次。

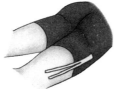

在大腿外侧贴上Y字型贴布

在臀部外侧下方，贴上没有切口的那一端。一边用手指压住，一边把右半边的贴布贴到膝盖外侧，把左半边的贴布贴到膝盖背面外侧处。

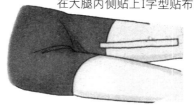

在大腿内侧贴上I字型贴布

在大腿内侧根部往下4指宽的部位到膝盖背面的内侧，贴上I字型贴布。

改善风湿的贴法

风湿常常给患者的日常活动带来无尽的痛苦，这是由于关节发炎后，会逐渐影响到软骨和骨头周边，造成关节活动不利。而肌内效贴布可促进患者的血液循环，帮助患者提高身体的自愈力，缓和风湿引起的下肢疼痛。

使用的贴布

Y字型贴布：40cm长的贴布1条，切口20cm长。

Y字型贴布：25cm长的贴布1条，切口7cm长。

准备活动

伸展要贴的部位的肌肉，方法是：坐在床上，用力把脚伸直，直到大腿到脚的肌肉伸展开。

改善风湿的贴法

风湿患者贴贴布时要围绕下膝盖往上往下贴，我们这里分两步：从足弓至小腿部位，从臀下至膝盖。

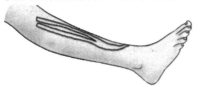

从足弓至小腿部位贴40cm的Y字型贴布

把40cm长的Y字型贴布没有切口的那一端贴在脚底足弓附近。然后脚背伸直，开口端朝膝盖方向贴，贴布开口要夹往小腿前面，朝膝盖半月板外侧的方向贴上去。

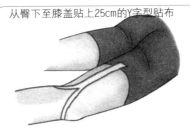

从臀下至膝盖贴上25cm的Y字型贴布

身体挺直，把25cm长的Y字型贴布没有切口的那一端贴在大腿后面臀部往下4指宽的部位。然后身体前倾，把贴布贴到膝盖上方。Y字型的两端要贴到膝盖内外两端。

改善半月板损伤引起的膝盖疼痛贴法

半月板损伤是膝关节常见的一种疾病，常会引起膝关节积水，给患者带来剧烈疼痛，尤其是在膝关节弯曲过度或扭转时会剧烈疼痛。这是由于膝盖的半月板（主要是内侧）被关节夹住后，会脱离或断裂而引起膝盖疼痛。而肌内效贴布可有效防止积水，缓和疼痛。

使用的贴布

Y字型贴布：15cm长的贴布1条，切口10cm长。

准备活动

伸展要贴的部位的肌肉，方法是：坐在床上，把下肢特别是膝盖部位伸直，直到要贴的部位肌肉伸展开。

改善膝盖疼痛的贴法

膝盖半月板损伤引起的疼痛，要用Y字形贴布像要把膝盖内外侧包裹起来般贴上去，并且每2～3天换一次贴布。

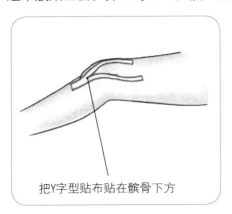

把Y字型贴布贴在髌骨下方

伸直膝盖，把Y字型贴布没有切口的那一端，贴在膝盖髌骨下方。

改善韧带损伤引起的下肢疼痛贴法

韧带损伤在运动的时候最容易发生，常给患者的下肢带来疼痛。这是由于膝关节的韧带被外力拉扯或断裂而引起的，而且这种疼痛复发的机率相当高，因此疼痛刚发生时必须冷敷和休息，待疼痛消失后使用肌内效贴布辅助治疗。

使用的贴布

Y字型贴布：45cm长的贴布1条，切口15cm长。

Y字型贴布：15cm长的贴布1条，切口10cm长。

准备活动

伸展要贴的部位的肌肉，方法是：坐在床上，把下肢特别是膝盖部位伸直，直到要贴的部位肌肉伸展开。

改善韧带损伤的贴法

下肢韧带损伤时，可使用肌内效贴布来辅助治疗，方法是：像要把膝盖包裹住般在膝盖处横向和纵向各贴上一个Y字型贴布。

在大腿外侧贴上45cm长的Y字型贴布

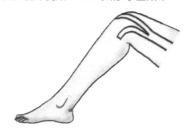

伸直膝盖，把Y字型贴布没有切口的一端，贴在大腿外侧。再把Y字型下面剪口的一端贴在膝盖外侧。然后立起膝盖，把Y字下面剪口的另一端朝向膝盖髌骨的方向贴上去。

在膝盖处横向贴上15cm长的Y字型贴布

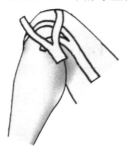

伸直膝盖，把Y字型贴布没有切口的那一端贴在膝盖外侧。然后立起膝盖，像是要把膝盖髌骨围起来般把贴布贴上去。如果感觉强度不够，可再贴一层。

睡眠疗法：使身心得到彻底放松

午餐1~2小时后进行短暂的睡眠，可以使劳累一上午的大脑和肌肉得到暂时的休息，而夜间的熟睡可以使疲劳的下肢肌肉得到彻底放松。所以说，睡眠是一种很好的放松和休息方式。

20~30分钟的午睡

午餐1~2个小时后感觉有睡意时，最适合午睡。午睡的时间不能太长，20~30分钟最佳，如果午睡时间太长，会影响晚上的睡眠。如果条件不允许，也可在座位上闭目养神5分钟，效果也不错。

午睡的效果

午睡有以下好处：抑制交感神经的活动，消除大脑疲劳，消除上午的身心的疲劳，为下午工作注入活力。

夜晚熟睡

晚上睡觉前可听自己喜欢的音乐来稳定精神。泡个热水澡对于消除一天的疲劳和保证晚上香甜的睡眠很有好处。但要注意睡床不要太软，否则第二天醒来后很容易有腰酸背痛的感觉。

夜间熟睡的效果

1. 大脑得到充足的休息，稳定身体和心情。
2. 放松肌肉，消除肉体的疲劳。
3. 保证第二天有效率地工作。

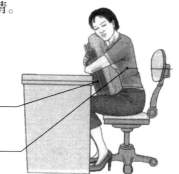

把包、靠垫等的东西抱在胸前，抵在桌子上睡。

身体坐直

环境疗法：从视觉到嗅觉使身心得到放松

为自己营造一个从视觉到嗅觉的放松环境，可以使身体倍感舒适和放松，进而有效缓解身体的疲劳，抑制疼痛。

不同颜色对人体的影响

不同的颜色会对人起到不同的效果，在应用环境疗法时必须了解这些。

红色：有强烈主张性的颜色，具有刺激肌肉、血管和神经的作用，还可以使血压、脉搏和心率提高。如果把身边所有的东西都换成红色，可能造成刺激过强，因此可以当做重点颜色来使用，效果较好。

蓝色：可以放松紧张的肌肉，降低血压，以及减少脉搏和心率。这种颜色带给人的印象是知性、沉稳和清凉。

黄色：这种颜色很容易受到别人的注目，可以促进体内的新陈代谢，增加食欲和帮助肠胃功能更顺畅。这种颜色带给人开朗和明亮的印象。

绿色：可以扩张毛细血管，消除疲劳和缓解压力。这种颜色使人从身体内部感到放松，从而达到治愈的效果。

灰色：可以抑制机体活性，使人变得安宁沉稳。容易处在兴奋状态的人，或是必须慎重处理事情的时候，很适合使用这种颜色。

香味的种类和效果

下面给大家列出几个具有代表性的精油和效能，这些东西有些可以让心情更激昂，有些可以让精神放轻松。

名称	薰衣草	依兰依兰	迷迭香	薄荷	香茅	尤加利
效果	缓和精神上的不适，消除疲劳。	抑制激昂的心情，调整维持荷尔蒙的平衡。	活化脑细胞	抑制兴奋的神经	缓和精神疲劳，使心情激昂。	使人精神安定，提升集中力。
适应症	扭伤、关节痛、失眠。	高血压、生理痛。	肌肉痛	消化不良、胸部或胃部的灼热感。	消除肌肉痛等所引起的疲劳。	肌肉痛、关节痛。

营养疗法：用热牛奶治疗下肢疼痛

营养疗法，就是通过味觉和食物中的营养成分使人的身心放松，平缓紧绷、躁动的情绪，进而改善机体状况，消除疾病，提高身体免疫力，并保持旺盛的生命力。

热牛奶的功效

1.牛奶中含有丰富的钙质，可抑制兴奋和烦躁。

2.含有利于睡眠的成分。

3.含有利于皮肤的蛋白质。

4.适当的温度可以使身体达到最佳的放松效果。

注意事项

1.牛奶在加热时，温度不要太热，只要加热完毕就可以喝。喝太热的牛奶，反而会打破交感神经与副交感神经的平衡，使人更难以入睡。

2.在牛奶中加入适量的糖分具有舒缓的功效，但禁止过量，否则会引起肥胖。

热牛奶的做法

制作热牛奶时，加热的时间和放入调料的分量很重要，热牛奶的制作方法是：

| 准备200毫升的牛奶，一个锅子，砂糖或1～2汤匙的蜂蜜。 | → | 将牛奶倒入锅中，用小火煮1分钟左右。 | → | 向锅内加入1～2汤匙的砂糖或蜂蜜，慢慢搅拌均匀。 | → | 搅拌1分钟之后，热牛奶加热就完成了，关火即可。 |

森林疗法：用五种感官吸收森林的精华

对于身体疲劳引起的下肢酸痛，不妨去森林中放松，让视觉、味觉、嗅觉、触觉、听觉吸收大自然中的精华，使身心得到彻底放松，从而消除下肢酸痛。

森林疗法的功效

1. 森林中的绿意可以抑制大脑的兴奋，使人放松。

2. 森林空气中独有的香气可以镇静亢奋的神经。

3. 风吹树叶的沙沙声和清脆的鸟鸣，会让人感到平静。

4. 全身心的放松和舒缓，能有效缓解压力和疼痛，使身体恢复活力。

注意事项

1. 穿着要舒适轻松，不要穿高跟鞋和紧身的衣服。

2. 不要破坏森林中的一草一木。

3. 可以躺下来看书或听音乐，放松身心。

4. 要选择风和日丽的天气去做森林疗法。

五种感官消除疼痛

通过视觉、味觉、嗅觉、触觉、听觉等全面吸收森林中的精华，可以彻底放松身体和心情，消除身体的酸痛。

嗅觉：树木的香气中含有
芬多精成分，对镇定激昂的神
经极有效。

视觉：绿色可以消除眼
睛疲劳，让眼睛获得休息。

味觉：边听着潺潺溪水声，
边在新鲜空气中享用带来的食
物。由于全身是放松的状态，吃
什么东西都会感到很满足。

森林

听觉：树叶摇曳和摩擦的声
音，有抑制兴奋状态的作用。另
外，鸟鸣声也有减缓脑部血流和放
松的效果。

触觉：仅是触摸树木的表
面，特别是桧木，就有降低血压的
效果。

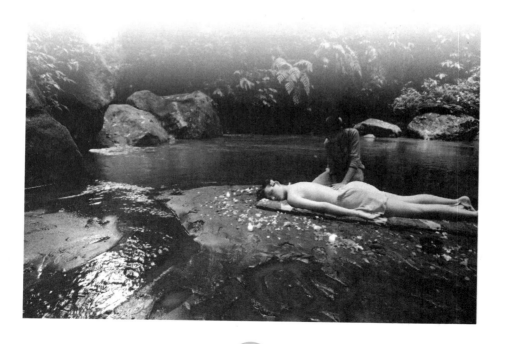

附录

附录一　日常生活中的几个误区

误区一：膝盖一痛就马上带护膝

膝盖是人体一个极其重要的部位，同时又是一个非常脆弱又容易受伤的部位，当其受伤时，极其疼痛且恢复较慢，甚至个别人会出现下雨阴天就隐隐作痛的症状。而护膝作为一种保护膝盖的工具，被人们广泛应用着。

错误1：使用保暖用护膝辅助肌肉

护膝有两种，一种是保暖的，一种是起支撑作用的。保暖用的护膝，几乎没有支撑力量，不能作为肌肉的辅助道具使用。

错误2：用护膝紧紧包住下肢

长时间穿戴过紧的护膝，会影响体内血液循环，膝盖的活动范围也会受到很大的限制。

错误3：一直戴着护膝

护膝只是用来治疗疾病的一种辅助道具，常被用于支撑身体重量的肌肉。随着肌肉的恢复，要逐渐减少戴护膝的时间，如果过于依赖护膝，会使肌肉本身变得越来越衰弱。

正确做法：以支撑关节为目的使用护膝

以治疗为目的所开发的护膝，可以起到支撑关节的作用。在足以支撑身体重量的肌肉还没有长好之前，可以作为辅助道具使用。但膝盖的活动范围就会受到限制。

护膝的两个作用

作用	原理
支撑	膝关节是上下腿骨交汇的地方，中间有半月板，前面有髌骨，髌骨由两条肌肉拉伸，悬浮在腿骨交汇处之前，非常容易滑动。使用护膝，可以防治因膝关节承受过多压力和剧烈运动而引起的膝关节疾病。
保温	膝盖是非常容易受凉的部位。很多膝关节的疾病都与膝盖受凉有关，使用保暖用的护膝，可以很好地防治膝盖因受凉而引起的膝关节病。

误区二：上下楼梯时不要用扶手

有的人为了锻炼身体而爬楼梯，有的人则不得已而爬楼梯，不管出于哪种情况，为了膝盖和下肢的健康，爬楼梯时都需要注意一些问题，并应注意规避一些错误的方式。

错误1：爬楼梯时不用扶手

前面我们说过，人在上下楼梯时，膝盖的承重量约为体重的7倍，不用扶手无形中就增加了膝盖的负担，久而久之，下肢就容易出现一些问题。

错误2：爬楼梯的时候走中间

尤其是膝盖正在发痛的时候，走在楼梯的中间很容易被人撞到，这是一件非常痛苦的事情。上下楼梯时，一定要走有扶手的一边，尤其是在人潮拥挤的上下班时间。

错误3：一步两个台阶

有的人爬楼梯时为求速度，一步就上两个台阶。这种做法，爬楼梯的速度是上来了，但由于膝盖弯曲的弧度更大、负担更大，对膝盖造成的伤害也就更大。切记，"安全"比"速度"更重要！

正确的做法：爬楼梯时利用扶手

为了减少上下楼梯时膝盖的负担，就要充分利用楼梯的扶手。这不仅有利于保护膝盖，对整个下肢也很有好处。

上下楼梯时要利用楼梯扶手

上下楼梯时，扶着楼梯扶手，不仅可以防止因不小心踩空对人体造成的伤害，还可以减轻膝盖的负担。

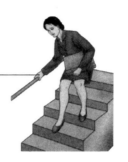

误区三：为了锻炼下肢，不用拐杖

有些人虽然有下肢疼痛的症状，但为了锻炼下肢，或觉得自己年纪轻轻就使用拐杖而不好意思，出于种种原因拒绝使用拐杖。其实，有时候使用拐杖反而有利于疾病的恢复。

错误1：不管下肢多痛都不用拐杖

使用拐杖是因为下肢疼痛等原因而影响了自己的活动范围，为了扩大自己的活动范围才不得已而使用。如果因为心里有抵触作用而拒绝使用，会使下肢疼痛渐渐无法忍受，进而减少活动量，这是不利于缓解疼痛的。

错误2：使用拐杖会使肌肉退化

有人认为，使用拐杖会使下肢肌肉不断退化。然而，事实恰恰相反。如果不用拐杖会因疼痛而更加不愿出门，日久必会造成下肢肌肉逐渐退化。如果使用拐杖，不但能减少走路时的负担，而且会使下肢肌肉得到适当的锻炼。

正确做法：拐杖是帮助步行的辅助道具

拐杖可以辅助下肢，起到支撑身体重量的作用。使用拐杖帮助走路，可比不使用拐杖走得更"轻松"、更"长远"，而且疼痛会减少。因此，拐杖是帮助支撑身体的肌肉快速恢复的重要道具，下肢疼痛的人尤其要多加利用。

选择适合自己的拐杖

选择拐杖时，除了要根据个人的爱好选择自己喜欢的颜色、款式和材质，还要选择合适长度的拐杖，才能真正起到缓解疼痛的作用。

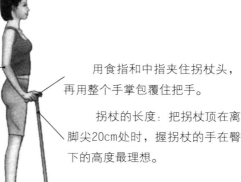

肘关节弯曲度：30°~40°。

用食指和中指夹住拐杖头，再用整个手掌包覆住把手。

拐杖的长度：把拐杖顶在离脚尖20cm处时，握拐杖的手在臀下的高度最理想。

误区四：泡澡缓解下肢疼痛

泡澡或热敷对缓解下肢疼痛有很好的效果，但是泡澡或热敷只有在下肢没有肿胀或发热的情况下才会达到缓解疼痛的效果，否则，不仅不会起到应有的效果，反而会使症状更加恶化。

错误1：身体倦怠时立即泡澡

当身体感觉沉重或有倦怠感的时候，绝对不能立即泡澡。如果是发炎引起的疼痛，反而会使患部恶化。

错误2：浸泡热水

下肢疼痛时，通常患部也会发热、肿胀。在已经发热的情况下泡在热水里，反而会使患部的疼痛加剧。

错误3：通过泡温泉来治疗

温泉中含有促进血液循环的成分。如果身体中有血管断裂，或缓慢出血的状况时，泡温泉反而会造成出血过多，使疼痛的状况加剧，患处变得更难治疗。

正确做法：刚开始发病时冷敷并安静休养

身体刚开始发痛时，要安静地坐下或躺下，先冷敷患部。如果想要清洗身体，不要泡澡，要用温凉的水尽快洗好，待肿胀和发热退去后再考虑泡热水澡和热敷。

下肢疼痛时冷敷和热敷的后果

方法	冷敷	热敷
效果	消除肿胀，缓解疼痛，给发热的下肢降温。	使下肢的发热肿胀加重，使疼痛加剧。下肢有发炎情况时。会使患部恶化；有出血情况时，会使出血加剧。

误区五：穿松的鞋子可以减少下肢的负担

对鞋子的选择也有讲究。正好可以穿进去的鞋子不一定是合适的鞋子，合适的鞋子应该是脚趾可以稍微活动。高跟鞋虽然可以为你的舰丽身影增加分数，但却不利于健康。

错误1：穿拖鞋或脚后跟没有包覆的鞋

穿着拖鞋或脚后跟没有包覆的鞋子走路时，脚跟会浮起很多，姿势也会随之变得不稳定，并影响下肢的稳定，给脚尖和下肢带来很大的负担。如果鞋跟很高的话，会使脚往旁边歪斜，在这种情况下，为了维持身体的平衡，很容易一不小心扭伤脚踝，甚至会对下肢造成伤害。

错误2：穿有很高鞋跟的鞋

人在穿高跟鞋走路时，为了让身体保持平衡和稳定，膝盖会不自然地弯曲，这必会给膝盖造成很大的负担，而且在这种情况下，身体很容易前倾，一不小心就会扑倒，相当危险。

正确做法：选择适合自己的鞋子

合适的鞋跟应该是以2cm最佳，最好不要选择5cm以上鞋跟的鞋子。拖鞋前脚掌的包覆最好能延伸到鞋子一半以上的位置，这样走路时才有利于稳定。鞋子的大小不仅要能穿进去，还必须让脚趾轻松活动。

什么样的鞋子对下肢有利？

平时要注意选择有利于下肢和脚的鞋子，即使在家门口附近活动，也要坚持这一习惯。

鞋尖部位必须有足够的空间让脚趾在鞋内稍弯曲。

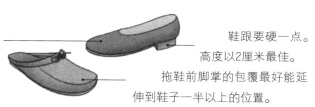

鞋跟要硬一点。高度以2厘米最佳。

拖鞋前脚掌的包覆最好能延伸到鞋子一半以上的位置。

误区六：在膝盖下面垫枕头睡觉

睡觉的时候，应该是我们的身心处于最放松的状态，但如果方式不对。不仅不利于缓解下肢疼痛，还可能会使下肢的疾病雪上加霜。但是，究竟什么样的睡觉方式才是最佳的呢，让我们来听听专家怎么说吧！

错误1：在膝盖下面垫枕头或靠垫

如果引起膝盖疼痛的原因是膝关节变形，就不能让膝盖长时间维持弯曲的姿势，否则变形的状况会更加恶化。有这种问题的人睡觉时，在不会痛的范围内，还是尽量伸直比较好。

错误2：抬高膝盖睡觉

适当抬高膝盖睡觉，会感觉很舒服。但如果膝盖抬得过高，腰部会感到轻松，但膝盖却会变得不舒服。这是因为，膝盖在伸直的状态下，下肢血液循环比较流畅，可顺利到达微血管。但膝盖在弯曲的状态下，膝盖部位的血管就会由于受到压迫而变得狭窄，血液难以到达微血管，造成下肢血液循环不良。

正确做法：采取自己感觉最舒适的姿势

睡觉时，可采取自己感觉最舒适的姿势，用仰卧的方式，在膝盖到小腿的部位垫一坐垫使小腿和脚稍抬高，以减轻疼痛。如果仰卧不舒服的话，可采取侧卧的方式，膝盖自然弯曲，也可在两腿之间夹一坐垫以减轻下肢的不适。

采取自己感觉最舒适的姿势

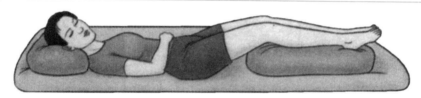

仰卧睡觉时，可在膝盖到脚的部位垫一坐垫，此方式有利手缓解下肢疼痛。

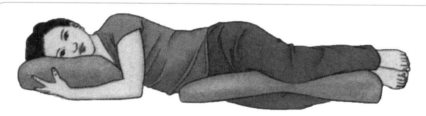

侧卧睡觉时，可在两腿之间夹一坐垫，此方式有利于缓解下肢的不适。

附录二　伸展腿部的运动

下肢伸展的部位

　　下肢伸展运动要伸展的部位从臀部至脚趾各部位，部位不同，伸展的方式也有所区别。下面主要从前面和背面介绍下肢要伸展的部位。

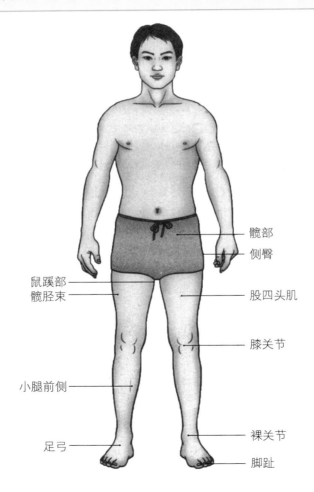

髋部

侧臀

鼠蹊部

髂胫束

股四头肌

膝关节

小腿前侧

裸关节

足弓

脚趾

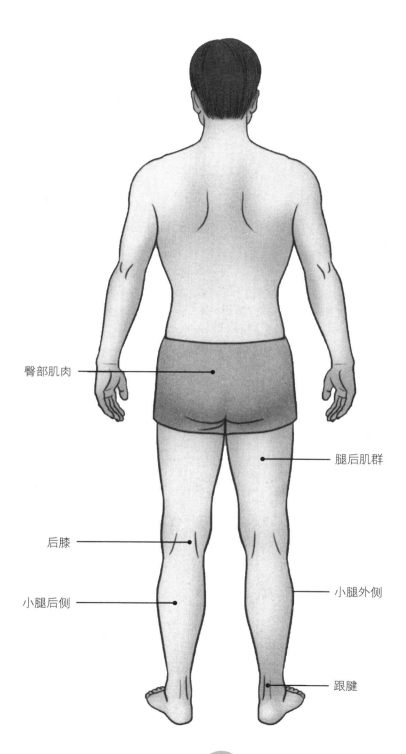

臀部肌肉

腿后肌群

后膝

小腿外侧

小腿后侧

跟腱

下肢伸展的部位

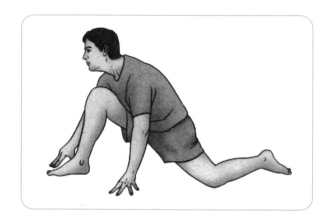

右腿往前跨一大步，膝盖与地面垂直，和脚踝呈一直线，然后左腿后伸，膝盖着地，以此姿势下压身体重心，直到左大腿前方内侧的肌肉得到伸展为止，维持15～20秒，再换另一侧腿做伸展。

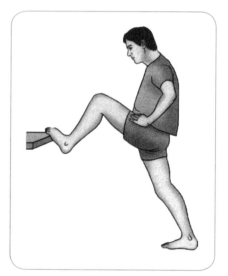

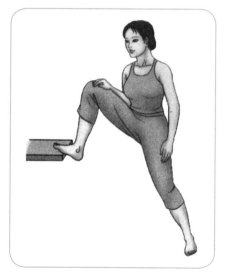

左脚踩在墙壁或桌子上，右脚脚尖往前，然后将臀部往前，使左腿膝盖弯曲，维持10～15秒，再换另一侧腿做伸展。如果不能保持平衡，可以用手扶着固定的物体。

右脚踩在墙壁或桌子上，左脚脚尖朝向侧面，与支撑物平行，然后伸展悬空的右腿，维持10～15秒，再换另一侧腿做伸展。

伸展臀部肌肉

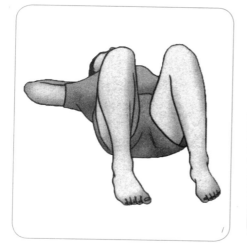

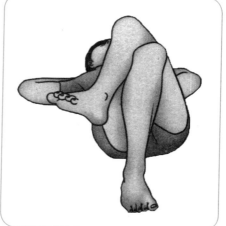

仰卧，双膝屈曲成90°，两腿张开，脚底平放在地面上，双手交叉，放在头下。

抬起左腿，放在右腿上，然后左腿用力把右腿朝地面方向压（在这一过程中，右腿不一定要贴到地面），直到感觉臀部侧面肌肉得到伸展为止，放松10～20秒，换另一侧腿做上述伸展运动。

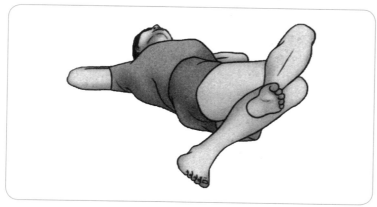

抬起左腿，放在右腿上，右腿把左腿的重量往回拉，仿佛要回到原来的姿势一样，维持这一动作5秒，然后放松，换另一侧腿做伸展。此动作不仅对伸展臀侧肌肉有好处，对坐骨神经痛患者也很有帮助。

伸展鼠蹊部肌肉

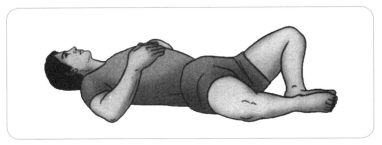

　　身体放松，躺下，两腿屈膝外张，两脚底并拢，维持这一动作30秒，然后放松。做的时候，可以在头部垫一小抱枕，这样会觉得舒服一些。

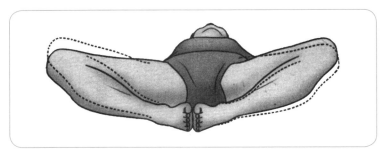

　　维持上一动作，由臀部带动，以膝关节为中心，两腿一起轻轻上下运动10~20次。注意，运动的幅度不要太大。此动作可以使鼠蹊部和臀部变得更加灵活。

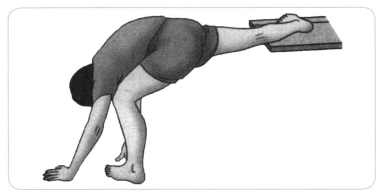

　　右腿放在桌上，保持伸直状态，然后左腿膝盖弯曲，此时双手可以撑地，比较容易保持平衡，维持10~15秒，再换另一侧腿做伸展。

伸展股四头肌

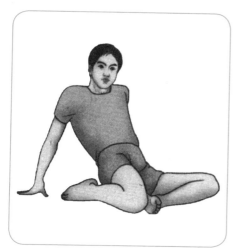

右腿屈膝坐下，脚跟完全往后伸直，放在右臀外侧，然后再弯曲左腿，使左脚底紧挨右腿内侧，此时以双手为支撑将身体后仰，直到有一点伸展的感觉为止，维持15~20秒。

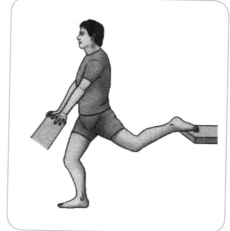

右脚掌踏在地面，左脚后伸，放在高度适中的桌上，然后微弯右腿膝盖，上半身保持挺直，同时将左大腿前挺，直到鼠蹊部和股四头肌有伸展的感觉为止，维持姿势10~15秒。

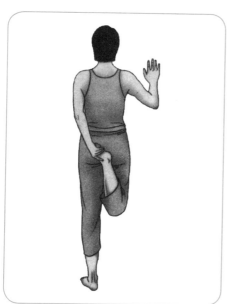

左脚掌踏在地面，左手往后抓住右脚尖，尽量使右脚跟靠近臀部，用相对的方向和力度使膝盖自然弯曲，维持10~20秒后换边，可以伸展股四头肌。

胫束

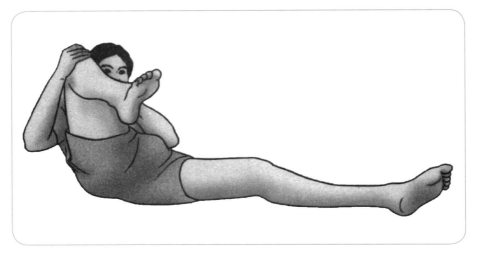

向左侧躺下，右手由外侧握住右侧小腿的前面、膝盖下方的位置。然后以膝盖为支点，小腿先在胸前画圈，然后慢慢往身体后侧方移动，并将右手下移，改握右脚踝上方。

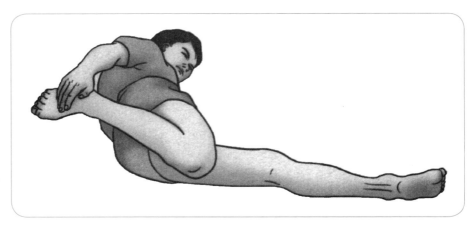

如图所示，右手握住右脚踝，朝右侧臀部轻拉，同时，右侧膝盖朝内侧方向用力，这时大腿外侧会有轻拉的感觉，维持这一动作15～20秒。动作结束后，换另一侧下肢，重复上述动作。

腿后肌群

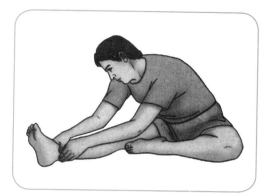

右腿伸直，弯曲左腿，使左脚底紧挨右大腿内侧，然后由臀部出力，往右腿的方向弯曲伸直，直到腿部肌群有伸展的感觉为止，维持10~15秒。等到稍微适应后，可以往前弯一点儿，维持10秒。

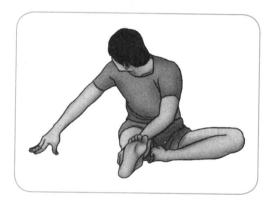

右腿伸直，弯曲左腿，使左脚底紧挨右大腿内侧，然后用右手支撑身体朝右转，同时用左手碰触右大腿外侧，维持10~15秒，可以伸展到上背部肌肉、脊椎、下背部和腿后肌群。

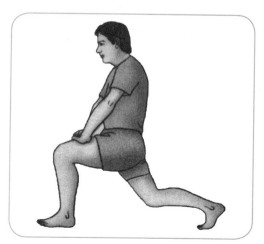

左脚向前跨一步，让膝盖与脚踝成一直线，然后将右腿伸直，并抬起右脚跟。让右脚的重心移到左脚趾和左脚掌，直到髋部有伸展的感觉为止，维持15~20秒。

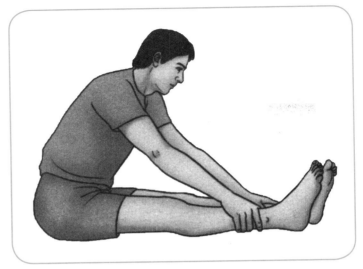

坐姿，双腿伸直分开，距离不超过15cm，脚趾朝上，背部
不要弯曲，用臀部的力量使身体前伸，维持10~15秒。

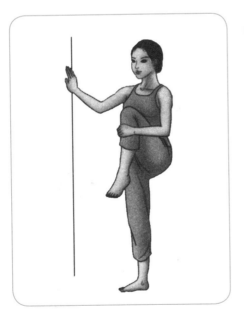

右手扶墙，上身保持挺直，右腿膝
盖微弯，脚尖往前，然后左手拉住左膝，
尽量使其靠近胸口，维持10~15秒。

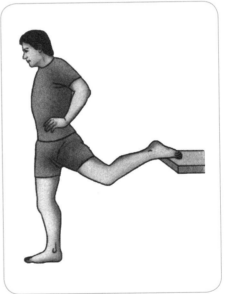

右脚脚尖朝前，抬起左脚踏在稳固
的物体上，然后臀部往前用力，使左腿膝盖
弯曲，维持10~15秒。做一动作时，如果觉
得不稳，可以手扶其他物品来保持平衡。

伸展膝关节

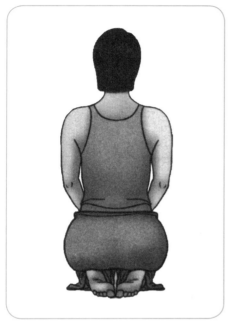

　　双膝弯曲，平贴地面，臀部坐在脚跟上，上身挺直，保持正坐，可以伸展膝盖、脚踝，同时也能放松小腿。

　　以站立的姿势下蹲，两脚脚底平贴地面，脚跟相距10～30cm，脚趾往外斜开约15°，此时膝盖的位置应该在上臂外、大脚趾正上方，选择舒服的姿势后维持10～15秒。

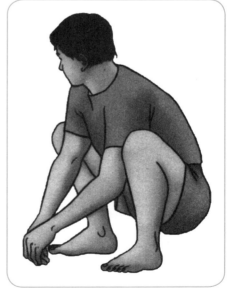

伸展小腿前侧和外侧

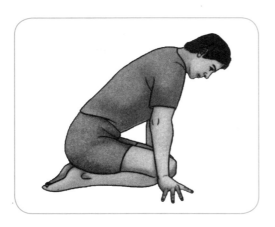

双膝弯曲，平贴地面，臀部坐在脚跟上，上身挺直，保持正坐。如果做起来觉得有些勉强，可以用双手撑在双腿两侧，身体稍微前倾，维持20～30秒。

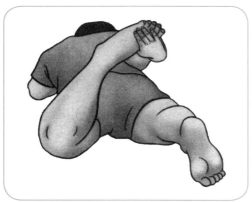

俯卧，右腿伸直，右手往后抓住左脚脚掌，尽量使左脚跟靠近臀部中央，维持10~15秒，作此运动要量力而为，切记不要做到疼痛的程度。

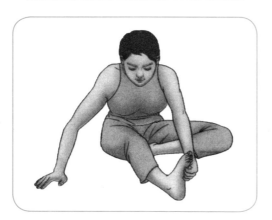

右腿伸直，用左手抓在右脚掌外侧，稍用力使右脚掌往内转，维持10秒。如果身体的柔软度不够，可以屈膝来做，但要注意右腿伸直时，股四头肌应该是放松的。

伸展小腿后侧

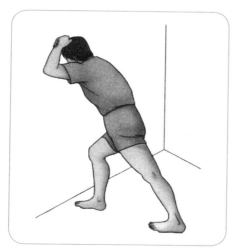

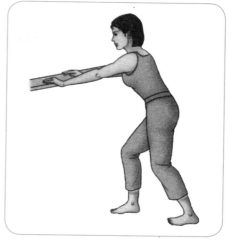

面对墙站立，用前臂扶墙，将头靠在前臂，将右腿往前跨，右脚脚掌着地。左腿则伸直，脚跟完全贴地，然后慢慢向前移动臀部，轻轻伸展10~15秒换脚。

双手扶住固定物体，在前一步的基础上将臀部重心下沉，双腿膝盖稍微弯曲，左脚脚趾朝向正前方、脚跟贴地，伸展10秒后换脚。

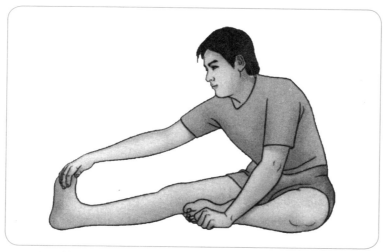

右腿伸直，脚趾朝上，然后右手抓住右脚脚趾往膝盖方向拉伸，同时上身可以稍微前倾，维持10~20秒。如果身体的柔软度不够，可以用毛巾绕过脚掌，然后双手拉伸。

伸展裸关节

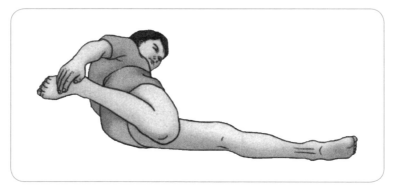

左腿伸直，右手扶住右脚，以顺时针、逆时针的方向转动右脚脚踝，转10～20圈后换脚。在双脚脚踝充分活动后，慢慢将右脚脚趾往身前拉伸，维持10秒后换脚。

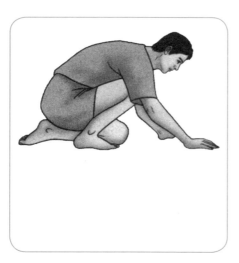

左腿跪坐，右腿改成蹲姿，脚趾与左膝基本齐平，然后先抬起右脚跟，肩膀向前伸展，在右脚跟着地时，用肩膀加在大腿上的力量伸展脚踝，维持5～10秒后换边。

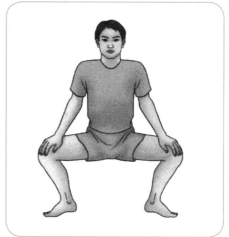

上身挺直，两腿分开，至少与肩同宽，两手扶住双膝上方、大腿内侧的位置，然后臀部慢慢下蹲，直到鼠蹊部有伸展的感觉为止，但臀部不可低过膝盖，以此姿势维持15秒。

伸展跟腱

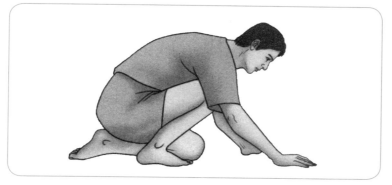

　　左腿跪坐，右腿改成蹲姿，脚趾与左膝基本齐平，然后先抬起右脚跟，肩膀向前伸展，在右脚跟着地时，用肩膀加在大腿上的力量伸展跟腱，用较轻的力度维持5～10秒。

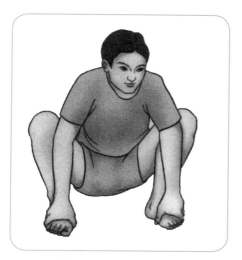

　　上身挺直，两腿分开，至少与肩同宽，然后臀部慢慢下蹲，双手手肘靠在膝盖内侧，身体稍微前倾，手肘将两腿外推，以此姿势维持15秒。

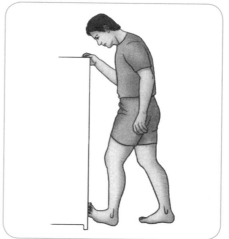

　　手臂扶墙，左脚脚踝上提，至脚趾抵住墙壁为止，然后上身前倾，直到跟腱有轻微的伸展感觉为止，以此姿势维持8～10秒。

伸展足部

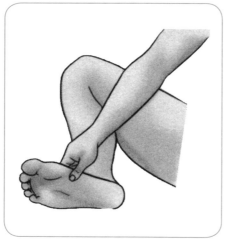

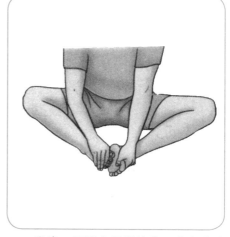

坐姿，用双手的大拇指上下按摩左右足弓，并在酸痛处用画圈的方式稍用力地进行按摩，以帮助足部肌肉放松。

坐姿，两手大拇指按住两脚大脚趾底部，食指则盖住两脚的大脚趾指甲，然后用这两指前后摇动大脚趾15～20秒，再用顺时针、逆时针的方向转动大脚趾10～15秒。

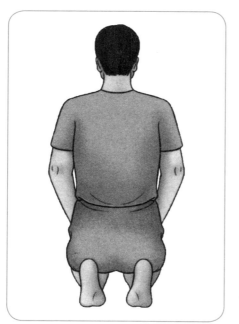

身体保持正坐，然后踮起双脚脚尖，双手前倾扶住地面，轻松伸展10～15秒。如果脚底、脚趾过于紧绷，应耐心地前倾，直到身体习惯改变为止。

附录三　骨质疏松症患者的食疗方

治疗骨质疏松的一种重要方法就是食疗，食疗中含有人体骨骼所需的种种基本营养物质，如钙、磷、维生素、蛋白质等。

●葱头白菜烩豆腐

【材料】豆腐200克，葱头、白菜各100克，胡萝卜50克，木耳30克，植物油、葱花、姜末、食盐、味精、花椒水、水淀粉、鲜汤各适量。

【做法】豆腐洗净，切成小块；白菜洗净，切条；胡萝卜洗净，切片；葱头洗净，切块；木耳泡发，洗净。锅中放植物油，烧至七八成热，下入葱花、姜末炝锅，放入鲜汤烧开，再放豆腐块、白菜条、胡萝卜片、木耳块、葱头块、食盐、味精，最后用水淀粉勾芡，搅拌均匀即可。

【用法】佐餐，宜常食。

【功效】补钙壮骨。

●三子芝麻粥

【材料】枸杞子、韭菜子、菟丝子、黑芝麻各等份，大米适量。

【做法】前3味水煎，去渣留汁，加入黑芝麻、大米煮成粥。

【用法】可作早餐，适量服用。

【功效】补肝肾、益精髓、强筋骨。

●核桃粥

【材料】枸杞子10克，核桃仁、糯米各50克，白糖适量。

【做法】核桃仁洗净，捣成碎末；枸杞子、糯米淘洗干净。核桃仁末、枸杞子、糯米放入锅内，倒入适量清水，用大火煮沸后，改用小火煮成稠粥，加入白糖调好口味。

【用法】早餐食用。

【功效】补肾益精、壮腰强骨。

药性药效

属性：味甘、性平
功效：主治疳积泻痢、腹胀赢瘦、妊娠中毒等，还能抗菌消炎，对咽炎、结膜炎、口腔炎等也很有效。

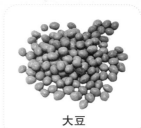

大豆

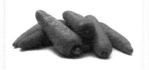

胡萝卜

属性：味甘、性平
功效：健脾消食、润肠通便、杀虫、行气化滞、明目，主治食欲不振、腹胀、腹泻、咳喘痰多、视物不明。

属性：味甘、性平
功效：主治气虚或血热导致的腹泻、崩漏、尿血、齿龈疼痛、脱肛、便血等病症。

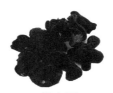

黑木耳

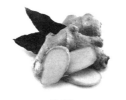

生姜

属性：味辛、性温
功效：散寒、止呕、开痰。可治痰饮、咳喘、胀满、腹泻，可解半夏、天南星及鱼蟹、鸟兽肉之毒。

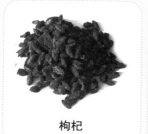

枸杞

属性：味甘、性平

功效：滋肾、润肺、补肝、明目，可治肝肾阴亏、腰膝酸软、头晕、目眩、目昏多泪、遗精等症。

属性：味辛、性温

功效：温中开胃、行气活血、补肾助阳、散瘀，主治阳痿、早泄、遗精、腹中冷痛、闭经、白带、腰膝痛和产后出血等。

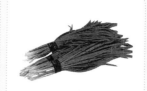

韭菜

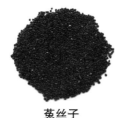

菟丝子

属性：味辛甘、性平

功效：补肝肾、益精髓、明目。可治腰膝酸痛、遗精、消渴、尿有余沥、目暗等症。

属性：味甘、性平

功效：补肝肾、益精血、润肠除热，可治头晕眼花、耳鸣耳聋、须发早白、病后脱发、肠燥便秘等症。

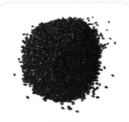

黑芝麻

腰膝酸软的食疗方

中医认为，腰膝酸软是由于阳虚，主要表现为畏寒喜暖、精神乏力、面色苍白、头昏眼花、心悸失眠、四肢清冷、小便频数清长、腰膝酸软、遗精、阳痿、早泄、闭经等症。

● 枸杞羊肉汤

【材料】羊瘦肉1000克，枸杞子50克，生姜20克，葱段、大蒜、料酒、食盐、味精各适量。

【做法】羊肉洗净切块，生姜切片。先将生姜、大蒜放入锅中煸炒出味，然后再倒进羊肉，烹调时加入适量料酒，待炒透后，加适量水，将枸杞子、葱段、食盐等放入，用大火煮沸，再改用文火煨炖至熟烂，加入味精调匀即可。

【用法】佐餐食用，食肉、饮汤。每日2次，分2天食用。

【功效】温阳补肾、固精明目、强筋壮骨，适用于肾阳不足引起的腰膝酸软筋骨无力、男子阳痿、早泄、女子月经不调、性欲减退等症。

● 龙眼枸杞煮鸽蛋

【材料】鸽蛋5枚，龙眼肉、枸杞子各15克，五味子10克（或冬虫夏草5克），冰糖适量。

【做法】鸽蛋煮熟、去壳，与龙眼肉、枸杞子、五味子、冰糖同时放入汤碗，加水适量，隔水蒸熟即可。

【用法】食鸽蛋、龙眼肉，饮汤。每日1剂。

【功效】补肾敛阴、益气强心，适用于肾虚或心肾不足引起的腰膝酸软、遗精、头晕、心悸、眼花、失眠等症。

●狗肉粥

【材料】狗肉：200克，生姜20克，粳米100克，料酒、食盐各适量。

【做法】狗肉洗净切丁，生姜剁成碎末，加水和料酒，炖煮至半熟，然后放入粳米同煮成粥，加适量食盐调味即可。

【用法】温热食用，早、晚各1次。

【功效】祛寒壮阳、温肾补脾，适用于病后体虚或老人阳气不足、畏寒怕冷、四肢不温、腰膝酸软等症。需要注意的是，暑热天或患有热性病患者忌食。

药性药效

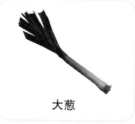

大葱

属性：味辛、性温

功效：利水、通阳、解毒，可治伤寒、热头痛、阴寒腹痛、虫积内阻、二便不通、痢疾、痈肿等症。

属性：味甘、性温

功效：补虚劳，祛寒冷；益肾气，补形衰，开胃健力；补益产妇，通乳治带；助元阳，益精血。

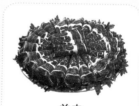

羊肉

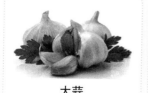

大蒜

属性：味辛平、性温

功效：消除滞气、温暖脾胃、消解积症、解毒，可治痢疾、疟疾、脘腹冷痛、百日咳、蚊虫咬伤等症。

属性：味甘、性平
功效：可治虚劳赢弱、失眠健忘、惊悸、怔忡等症。支气管扩张患者应忌食。

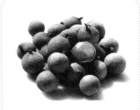

龙眼

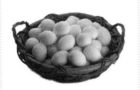

鸽蛋

属性：味甘、咸、性平
功效：补肾益气、解毒，主治肾虚气虚、腰膝酸软、疲乏无力、心悸、头晕。

属性：味酸、性温
功效：用于久咳虚喘、梦遗滑精、遗尿、尿频、久泻不止、自汗、盗汗、津伤口渴、短气脉虚、内热消渴、心悸失眠。

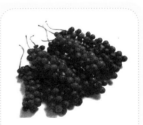

五味子

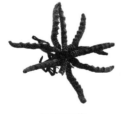

冬虫夏草

属性：味甘、性平
功效：用于肾虚阳痿、遗精、头昏、耳鸣、肺虚或肺肾两虚、咳喘短气，或咳血、体虚自汗、畏风。

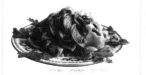

属性：味甘、性温、咸
功效：温肾壮阳、温补脾胃，用于肾阳虚所致的腰膝冷痛、小便频数、浮肿，脾胃阳气不足所致的脘腹胀满、腹部冷痛等。

狗肉

属性：味甘、性平
功效：可补脾胃、养五脏、壮气力，促进肠胃蠕动，预防糖尿病、脚气病、老年斑和便秘等。

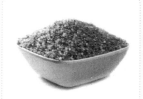

粳米

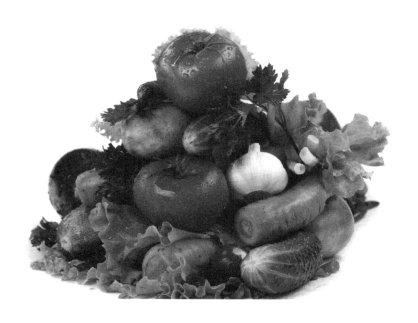

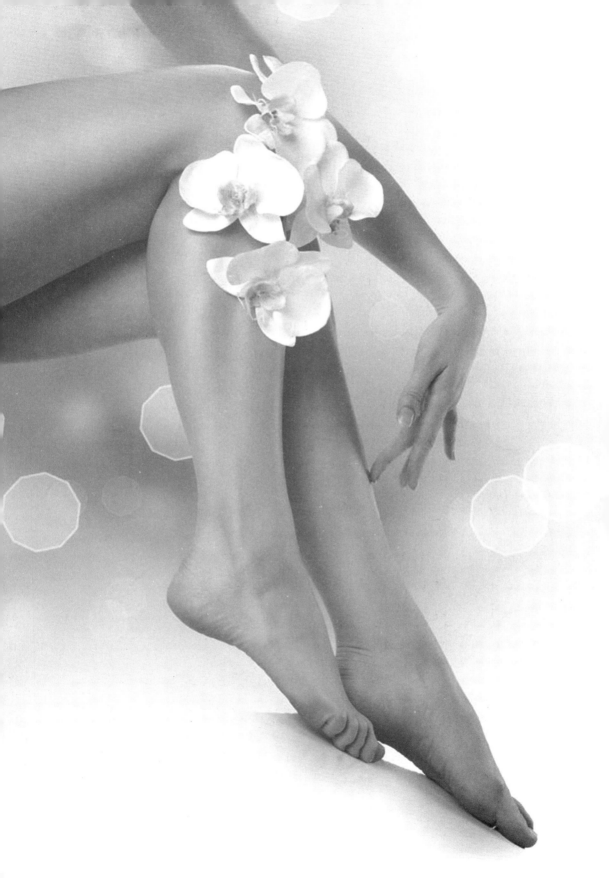